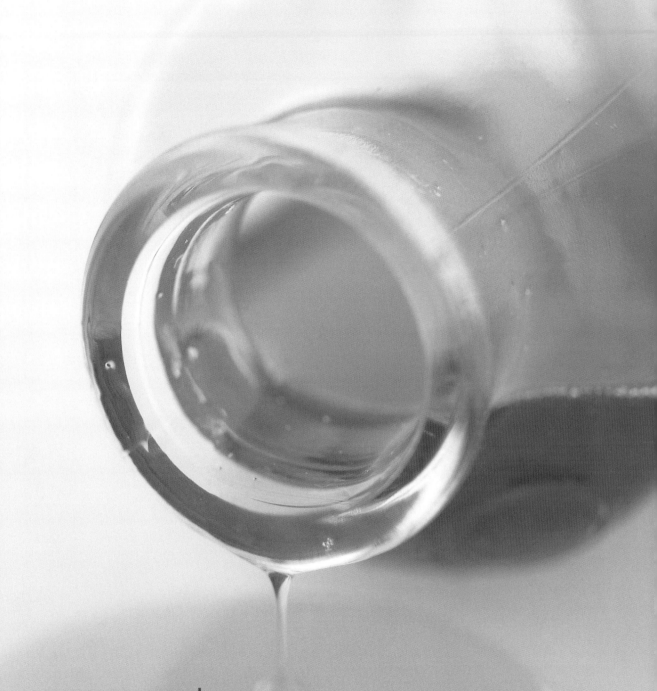

masaje de
manos
y pies

A Jenny Buckley y Gabriella Kispal
con afecto y respeto

Masaje de Manos y Pies proporciona información y opiniones de médicos y otros profesionales que resultarán de interés
general para el lector. Es sólo un libro de consulta y no es la intención del autor que se utilice, ni por doctores ni por
pacientes, como un texto o guía de procedimientos médicos. La información y las opiniones que contiene, no se deben
utilizar ni se debe depender de ellas, sin consultar el consejo de un especialista. El editor declina toda responsabilidad
en cuanto a la exactitud del contenido y de las consecuencias que resulten del uso o confiabilidad que le dé el lector.

1a. edición, abril 2006.

© *Hand and Foot Massage*
Text © Mary Atkinson 2001
Design and special photography © 2001 Carlton Books Ltd.

© 2006, Grupo Editorial Tomo, S.A. de C.V.
Nicolás San Juan 1043, Col. Del Valle
03100 México, D.F.
Tels. 5575-6615, 5575-8701y 5575-0186
Fax. 5575-6695
http://www.grupotomo.com.mx
ISBN: 970-666-292-8
Miembro de la Cámara Nacional
de la Industrial Editorial No. 2961

Traducción: Ana María Martín del Campo
Formación tipográfica: Armando Hernández

Impreso en Dubai - *Printed in Dubai*

mary atkinson

masaje de manos y pies

el masaje llevado hasta las extremidades

fotografía de John Davis

Grupo Editorial Tomo, S.A. de C.V.
Nicolás San Juan 1043
03100 México, D.F.

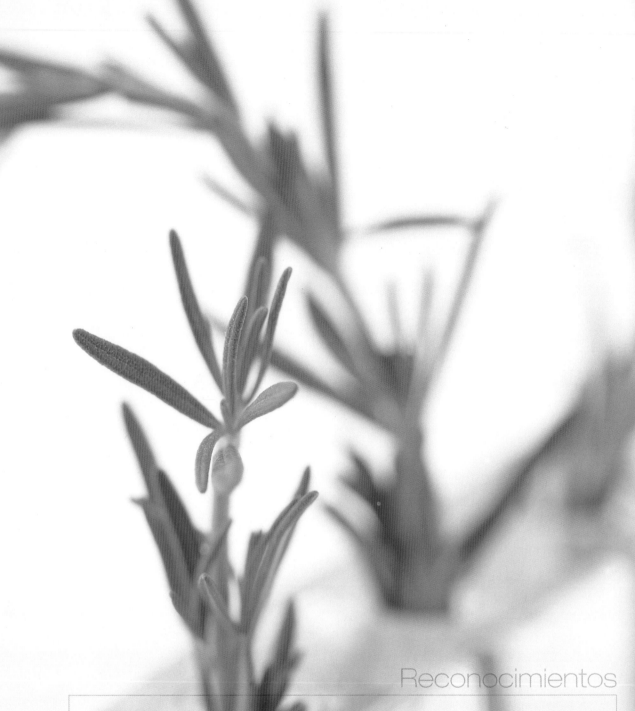

Reconocimientos

Mi agradecimiento para Jo Hammond y Anne Bennet, mis instructores, quienes me proporcionaron la confianza y la inspiración para aventurarme en este proyecto. También a Frances Foster, una aroma-terapeuta clínica muy especial, quien compartió conmigo su experiencia. Mi reconocimiento para Nina Guilfoyle, quien me ayudó a diseñar algunas rutinas de masaje; y a Peter, Stephen, Sarah, Richard, Emma y Lizzie ¡por prestarme sus manos y sus pies! También deseo agradecer a mi agente, Chelsey Fox, por su determinación, a Allyson Bettridge y Susie Jennings por su estimulación constante y a Bernadette Cassidy por sus útiles comentarios, y a los últimos en orden, pero no en importancia, mi especial agradecimiento a todo el equipo de Carlton Books y a mi talentoso editor, Richard Emerson.

Contenido

El masaje es una forma maravillosa de "darle las gra-
cias" a tus manos y a tus pies por todo el trabajo ine-
xorable que realizan. Con demasiada frecuencia no les
damos importancia. Es sólo cuando algo no funciona
bien que nos damos cuenta de lo mucho que depen-
demos de ellos para nuestras actividades cotidianas.

Beneficios
de un Masaje
Cuidadoso

El cuidado constante, por medio de masajes y del arreglo de
las uñas de las manos y de los pies, puede prevenir muchos
problemas comunes que suelen surgir, puede hacer que las
manos y los pies sean más atractivos y traigan beneficios sig-
nificativos para la salud y el bienestar emocional y físico.

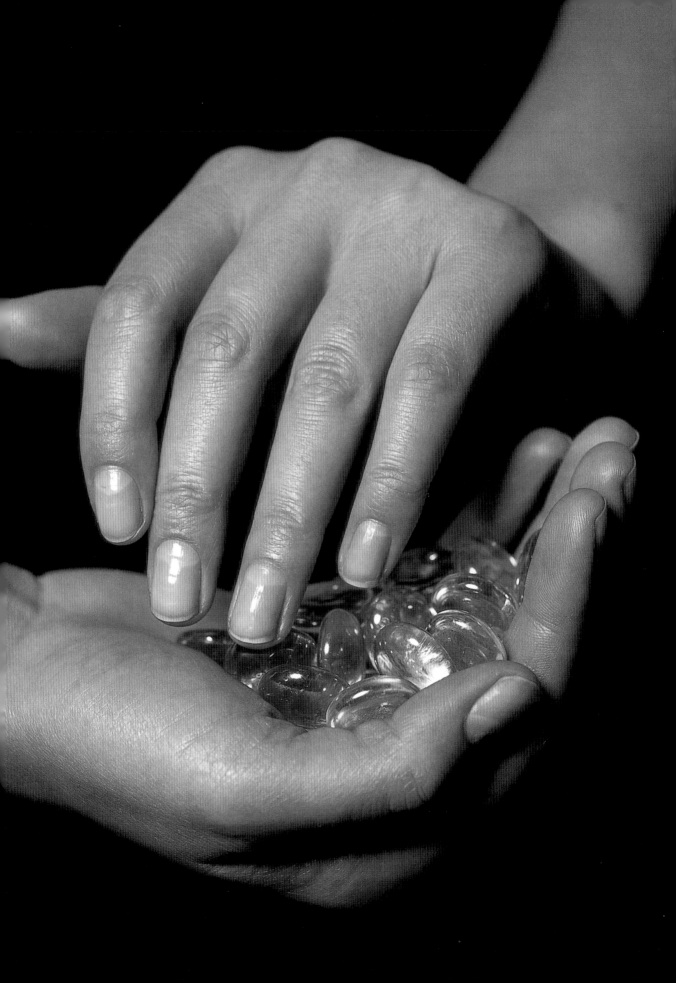

Consiente o Estimula

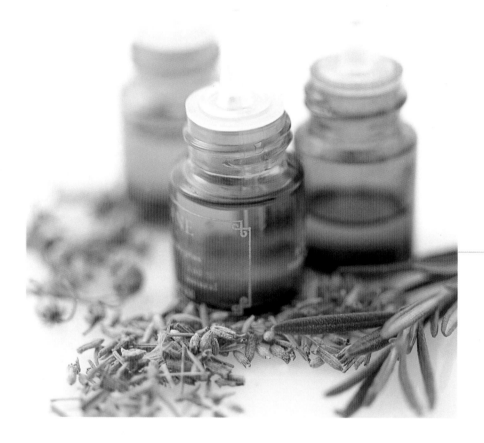

L as manos nos ayudan a comunicarnos con otros y a expresar nuestra creatividad. No obstante, las recompensamos sumergiéndolas en detergentes agresivos y exponiéndolas a temperaturas severas. Los pies hacen posible que podamos caminar, correr y brincar de alegría, sin embargo, los torturamos con zapatos demasiado ajustados y esperamos que soporten el peso de todo nuestro cuerpo durante horas interminables. No es de sorprenderse que la piel se reseque, se endurezca y se agriete y que las articulaciones se empiecen a poner rígidas y adoloridas, que disminuya la circulación de las piernas, lo que ocasiona que los dedos de las manos y de los pies pierdan calor y duelan. Las manos y los pies merecen cuidados y atención y, por lo general, responden con rapidez a cualquier contacto terapéutico. Las palmas de las manos y las plantas de los pies tienen miles de terminaciones nerviosas sensoriales, lo que las convierte en una de las áreas del cuerpo con mayor sensibilidad. El masaje se puede utilizar para estimular y tranquilizar todo nuestro ser.

El masaje de manos y pies suele ser muy eficaz para aliviar el cansancio después de un día prolongado o para calmar a un niño exasperado. Puede refrescar, vigorizar y tranquilizar. Una vez que aprendas algunas técnicas básicas, podrás utilizar el masaje en diferentes situaciones, desde el asiento incómodo del avión hasta la comodidad de tu propia sala de estar, para ti y para otros, para niños y para adultos.

Durante muchos siglos se han reconocido las propiedades curativas del masaje. Algunos jeroglíficos muestran que a los egipcios acaudalados se les daba un masaje diario con aceites aromáticos para proteger su piel de los efectos deshidratantes del sol del desierto. Los romanos disfrutaban un masaje terapéutico después del baño, mientras que en la India, un masaje con aceites aromáticos y especias es una parte integral del sistema holístico antiguo de la medicina Ayurvédica. Sin embargo, el impulso repentino y acelerado de la tecnología ha eclipsado los beneficios de la terapia natural y es sólo en los últimos años que ha vuelto a surgir la demanda por los masajes.

Las ventajas del masaje de manos y pies

Las manos y los pies ofrecen una introducción perfecta al masaje, tanto para el que lo da como para el que lo recibe. Son de muy fácil acceso, así que se pueden dar masajes casi en cualquier parte y en cualquier momento. ¡Ni siquiera es necesario que te levantes de tu sillón favorito! No se necesita equipo especial y el único gasto que implica es un poco de crema o aceite. Un masaje sencillo de pies o manos no requiere mucho tiempo para que sea eficaz, se estima que en realidad sólo un masaje de diez minutos es suficiente para inducir un sueño favorable. Además una ventaja concreta es que la persona no se tiene que preocupar por la vergüenza o inconveniencia de tener que desvestirse.

Los profesionales del cuidado de la salud se percatan cada vez más de los beneficios del masaje de manos y pies para

nota

Este libro no es un sustituto de la enseñanza formal sino que te servirá de introducción a algunas técnicas elementales y te ayudará a desarrollar tu estilo personal de masaje para manos y pies.

lista de verificación
Beneficios del masaje de manos y pies

Los efectos terapéuticos del masaje de manos y pies duran aún después de aplicado el tratamiento. Sus ventajas a corto y a largo plazo son específicas, variadas y acumulativas e incluyen las siguientes:

- *Alivian el dolor y la rigidez de los músculos, los tendones y los ligamentos de los pies y de las manos.*
- *Favorecen la movilidad de las articulaciones de las manos y de los pies.*
- *Mejoran la circulación de la sangre, lo cual favorece la movilidad y calentamiento de las extremidades.*
- *Ayudan a eliminar materias tóxicas y el exceso de líquidos, por lo que se reduce la hinchazón.*
- *Fortalecen el sistema inmune para que se puedan controlar las infecciones.*
- *Proporcionan la oportunidad de disfrutar de un tiempo para poder serenarse y relajarse de las tensiones y barullos cotidianos.*
- *Aportan una sensación de tranquilidad y serenidad e incrementan el bienestar.*
- *Mejoran la condición y la coloración de la piel y de las uñas.*
- *Aumentan la autoestima y autovaloración.*
- *Contribuyen al bienestar sicológico cuando las emociones están confusas y las palabras parecen insustanciales.*
- *Crean vínculos, que en tiempos difíciles son como una forma de expresar "estoy contigo".*
- *Favorecen una toma de conciencia respecto a la necesidad de cuidar las manos y los pies, lo que puede ayudar a prevenir que se presenten problemas relacionados con ellos.*

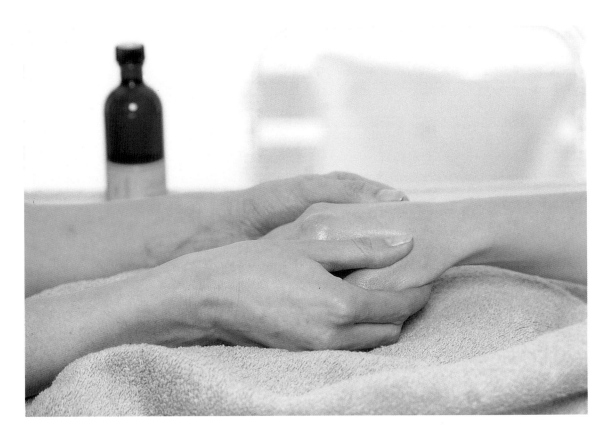

niños y adultos. Por ejemplo, con frecuencia es mucho más práctico que el masaje corporal para los enfermos, los ancianos y las personas delicadas. Los terapeutas profesionales, las enfermeras y los voluntarios ofrecen masajes en los hospitales, orfanatos y asilos para ancianos, en donde el tiempo y el espacio son, generalmente, limitados. Los parientes y amigos, quienes muchas veces no saben cómo ayudar a un ser querido durante una enfermedad o un parto, encuentran que el proporcionar un masaje de pies o manos suele ser una forma valiosa de mostrar su cariño y apoyo.

Verse y sentirse bien

El masaje de manos y pies ayuda a reducir la tensión muscular y la fatiga que con frecuencia se va acumulando debido a movimientos repetitivos o al permanecer en una sola postura durante un tiempo prolongado. Alivia la rigidez y molestias de las articulaciones, estimula la circulación de la sangre y elimina las toxinas, lo que favorece la salud de la piel y de las uñas. El placer de que se nos mime y se nos cuide provoca una liberación de endorfinas, los analgésicos naturales del cuerpo que ofrecen una sensación de relajación y bienestar profundos. Por múltiples estudios se ha comprobado que un simple masaje de pies o de manos puede producir un alivio muy significativo en el estrés, a la vez que reduce los niveles de ansiedad.

Sobre todo, el masaje de manos y pies proporciona el tiempo para suspender durante algunos minutos lo que se esté haciendo y simplemente disfrutar de la quietud y la tranquilidad. Este periodo de sanación durante el día brinda un espacio personal bien merecido que ayuda a serenarse y deshacerse de las tensiones y fatigas de la vida cotidiana. Ofrece la oportunidad de reflexionar, concentrarse y poder contemplar la vida desde una perspectiva nueva. Con frecuencia, después de la experiencia relajante de un masaje de pies o manos, las personas emergen con un mayor sentido de responsabilidad en cuanto a su propia salud, lo que a la vez incrementa su autoestima y respeto de sí mismos.

Un masaje metódico, en especial cuando se complementa con la manicura y pedicura, mejorará la condición de las uñas que con frecuencia son las primeras áreas que revelan y delatan las señales del envejecimiento. Los aceites nutritivos y las cremas ayudan a mantener la piel suave y flexible y conservan la fuerza y el brillo de las uñas. Una vez que adviertas la diferencia, disfrutarás de una nueva toma de conciencia de la necesidad de respetar tus manos y pies que son tan diligentes. ¡Cuando ellos se vean y se sientan bien, también lo estarás tú!

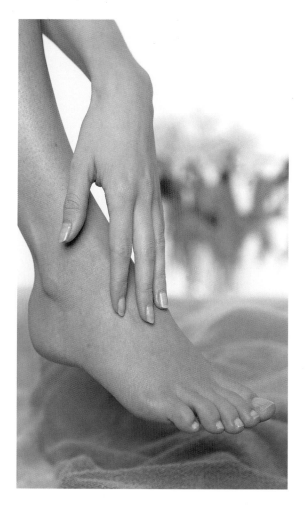

Pon en práctica esta Velada de Masajes

Jennifer decidió celebrar de forma diferente el día que cumplió 31 años. Organizó una velada a la que invitó a ocho de sus amigas y les pidió que llevaran ¡aceites para masaje y velas! "Fue la mejor fiesta que hasta ahora he tenido," dijo con entusiasmo. "Arreglé la habitación para que tuviera un ambiente de descanso y conecté la contestadora telefónica para que nadie nos interrumpiera. Acto seguido todas nos quitamos los zapatos y las medias y nos dimos unas a otras un masaje de pies.

Al principio todas nos reíamos con nerviosismo y todas afirmábamos que no nos agradaban nuestros pies, sin embargo, pronto nos fuimos calmando. Nos organizamos en parejas y una le daba el masaje a la otra mientras esta última permanecía sentada y relajada. Después fuimos rotando para dar y recibir el masaje de otra persona.

Conforme íbamos avanzando empezamos a experimentar, como por instinto, la forma de presionar y friccionar para descubrir lo que funcionaba mejor. Cada quien tenía sus gustos y preferencias. Una de mis amigas manifestó que a ella le daban cosquillas cuando le tocaban los pies, pero le agradó que esto no sucediera cuando se los presionaban con firmeza. Durante el proceso de los masajes reinó un ambiente de confianza en la habitación y todas experimentamos una sensación maravillosa de liberación de preocupaciones y desasosiegos.

Me sentí muy bien después de la experiencia, me invadió una sensación auténtica de paz y bienestar y tuve una noche de sueño placentero. Mis amigas manifestaron lo mismo, todas opinamos que deseábamos que estas veladas de masajes de pies se volvieran un evento de rutina."

La comprensión de los efectos positivos de un masaje en nuestra salud física y sicológica puede ser de utilidad para ayudarte a adecuar la secuencia de movimientos y lograr asegurar el máximo de beneficios tanto para ti como para la persona que recibe el masaje.

Manos y pies
2
Al revés y al derecho

Antes de iniciar un masaje de manos o pies es importante percatarse de que estos forman parte integral de la totalidad del cuerpo y no se pueden considerar como algo aislado de los sistemas y las estructuras que conforman, de manera individual, a cada persona.

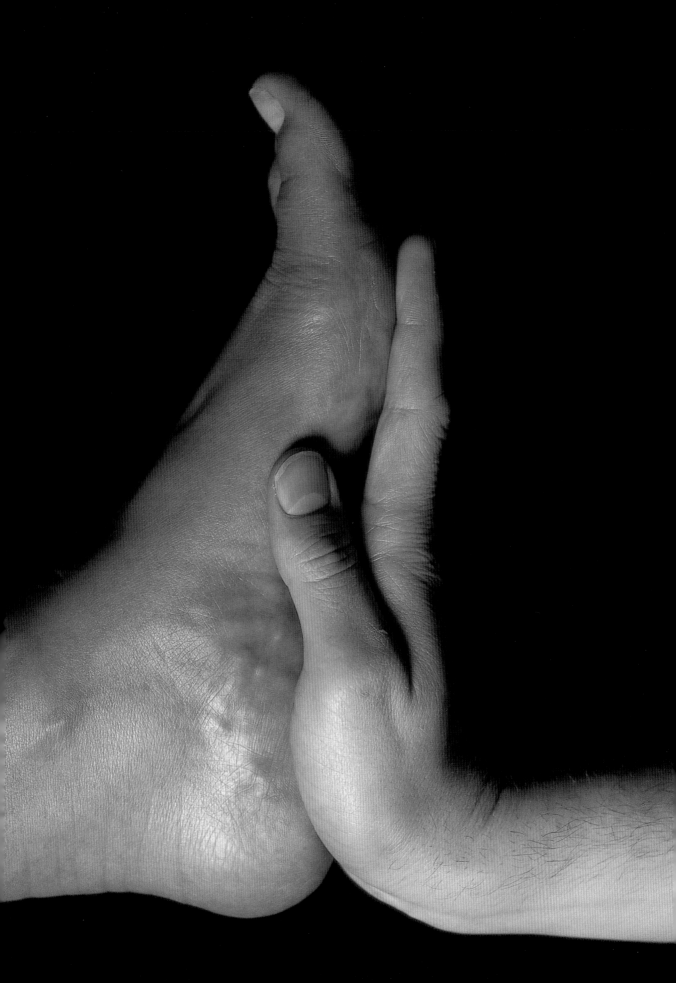

Reacción relajante

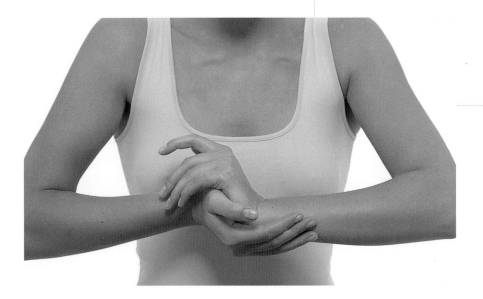

Uno de los beneficios más valiosos del masaje es la profunda relajación física y mental que proporciona, lo que es una necesidad imperiosa en nuestra vida moderna tan llena de tensiones. Cuando te enfrentas a una situación estresante, ya sea real o que se percibe como tal, suena la campana de alarma y el organismo reacciona con una secreción de hormonas que incluyen adrenalina e hidrocortisona que alertan para accionar de manera inmediata. Esta respuesta de "lucha o huída" es una táctica primaria de supervivencia para poder manejar una amenaza meramente física, como lo sería la embestida de un animal salvaje.

Los músculos se tensan con el fin de proporcionar un desempeño óptimo, bien sea para enfrentar al agresor o para favorecer una salida rápida. El corazón y los pulmones trabajan con más fuerza con el objetivo de acelerar el flujo de sangre y de oxígeno hacia los músculos y el cerebro. La presión arterial se eleva y el pulso se acelera. La respiración se estimula. La sangre se desvía de la piel, lo que ocasiona que se torne pálida y el estómago, con una sensación de mariposeo, proporciona a los músculos y al cerebro un suplemento de energía adicional. Las irrupciones breves de tensión, como la que puede experimentarse en algunos juegos de un parque de diversiones, puede ser estimulante, inclusive benéfica para la salud y el bienestar. Sin embargo cuando el estrés se prolonga durante varios días, meses o años, la mente y el cuerpo entran en un estado de "fatiga" constante y esto mina la energía mental y física. Con frecuencia los efectos se acumulan con tal lentitud que muchas personas ni siquiera perciben los cambios en su interior. Si se permite que se prolongue, este estado de estrés crónico puede conducir a una hipertensión arterial permanente, a desórdenes digestivos, migraña, dolor de espalda, enfermedades del corazón y a enfermedades de la piel. Las hormonas del estrés también afectan al sistema inmunológico, lo que conduce a una mayor susceptibilidad a las enfermedades.

hecho

Se cree que alrededor del 70% de las enfermedades pueden asociarse directa o indirectamente al estrés mental y emocional.

Forma en que el masaje favorece nuestro ánimo

El masaje de manos y pies tiene un efecto simultáneo en los niveles físicos y sicológicos, por lo que contrarresta la tensión física y mental y estimula el bienestar.

- A medida que los dolores y molestias físicas se reducen por medio del masaje, se torna más fácil poder adoptar un estado de ánimo más positivo y se pueden manejar mejor el barullo y las preocupaciones cotidianas.
- Durante un masaje se tiene la oportunidad de permanecer sentado con toda tranquilidad y poder así permitir que la mente y el cuerpo se relajen y cobren nuevas energías. El placer de experimentar un contacto físico solícito, ayuda a elevar la autoestima y mejora la liberación de químicos favorables conocidos como endorfinas. Estos contribuyen a controlar el dolor, a levantar el estado de ánimo y al contrarrestar el estrés permiten que el sistema inmune pueda combatir la infección.
- Se ha comprobado que la relajación profunda física y mental que produce un masaje, ayuda a bajar la pre-

sión arterial, a regular la respiración y a aliviar los primeros síntomas del estrés y por lo mismo ayuda a prevenir problemas serios de salud a largo plazo.
- Se pueden liberar emociones reprimidas y así proporcionar distensión emocional. La relajación favorece la respiración profunda que a su vez afloja el cuerpo y tranquiliza la mente.
- Los beneficios inmediatos de un masaje de manos y pies se manifiestan en una sensación de mayor conciencia de sí mismo, lo que con frecuencia lleva a reconocer a tiempo las señales del estrés y a comprender la necesidad de la relajación en la vida cotidiana.
- Un masaje suave y constante a unas manos artríticas, ayuda a aminorar el dolor y a mejorar la movilidad de los dedos, hace posible, por ejemplo, que el enfermo pueda sostener una taza o vaso, lo que le permite incrementar su independencia y reducir su tensión emocional.

Los sistemas circulatorios

La circulación adecuada de la sangre es esencial para la vitalidad de todos los sistemas del organismo. La sangre transporta un suministro de oxígeno y nutrientes, como los minerales, las vitaminas y la glucosa, a billones de células vivas del cuerpo, lo que hace posible que puedan producir la energía necesaria para abastecer las múltiples actividades químicas esenciales para la vida. Durante el proceso de liberación y utilización de la energía, que se conoce como metabolismo de las células, varios elementos de desecho, como el dióxido de carbono y el agua, se eliminan a través de los pequeñísimos vasos sanguíneos conocidos como vasos capilares y se envían a los espacios que se encuentran entre las células. La sangre vacía estos desechos metabólicos y otras impurezas de manera que no puedan acumularse en los tejidos.

El sistema circulatorio de la sangre ayudado por el sistema linfático, una red muy intrincada de glándulas, vasos y tubos que se extienden a través de todo el cuerpo, remueven los virus, las bacterias y otras sustancias extrañas, lo que combate las infecciones y drena el exceso de fluidos de los espacios entre los tejidos. Cualquier impureza se transporta a través de un líquido conocido como linfa, que pasa a través del sistema linfático, atraviesa varios nódulos linfáticos, que se conocen como las glándulas linfáticas, en donde se purifica y se filtra antes de vaciarse en la corriente sanguínea.

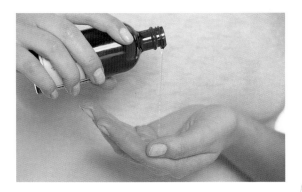

Forma en que el masaje ayuda a nuestros sistemas circulatorios

El masaje estimula los sistemas sanguíneo y linfático. Esto trae consigo varios de beneficios para los tejidos de las manos y de los pies.

- Un flujo adecuado de sangre asegura un abastecimiento constante de oxígeno y nutrientes a las células vivas del organismo, por lo que se favorece su funcionamiento apropiado y la estimulación del crecimiento de las células, su segmentación, renovación y sanación.
- La celeridad en la eliminación del dióxido de carbono, de los desechos metabólicos y exceso de líquidos, mejora la condición de la piel y de las uñas y también previene la rigidez, dolor e inflamación en los tobillos, los pies, las muñecas y las manos.
- El aumento en el abastecimiento de sangre genera calor en manos y pies que tienden a enfriarse. Esto estimula una relajación generalizada y ayuda a la absorción de pequeñas cantidades de grasa en toda la piel.
- Un sistema linfático eficiente ayuda a prevenir y contrarrestar infecciones generales, incluyendo las que afectan las manos y los pies. (Véase la página 120)

La envoltura externa

La piel es una de las obras de arte de la naturaleza. Este órgano complejo, el de mayores dimensiones en el cuer-

po, le proporciona una envoltura protectora altamente flexible. Nos da forma y nos mantiene unidos. La piel guarda los fluidos corporales y actúa como principal defensa para proteger las estructuras y sistemas internos de invasiones de visitantes indeseados como son el polvo, las bacterias, los hongos y los virus. Aunque es eminentemente impermeable, permite cierta absorción de agua y sustancias como los aceites esenciales puros. La piel tiene tres capas principales, la epidermis, la dermis y la capa subcutánea, cada una con una composición y función distinta.

hecho

La circulación sanguínea a través de la epidermis, puede, cuando así se requiere, aumentar hasta en 150 veces más, la pérdida de calor en la piel.

La Epidermis

La capa superior de la piel se conoce como la epidermis y es la que se puede ver y tocar. Ésta es la capa en la que se lleva a cabo la renovación de las células. La epidermis está formada por millones de células que están en constante crecimiento y se reemplazan a sí mismas. La epidermis, en sí, está compuesta de diferentes estratos. El de la parte inferior es la capa fundamental y es en la que se forman las nuevas células. Toma alrededor de 27 días para que las células puedan movilizarse a través de las diversas capas epidérmicas. En este proceso, se llenan de un material proteínico glutinoso conocido como queratina y de manera lenta se aplanan y mueren. Una vez que llegan a la superficie de la piel pierden el brillo, por lo general por el contacto con la ropa y otras superficies. Conforme se alteran estas células estropeadas, células nuevas toman su lugar y así continúa el ciclo. Si se permite que las células muertas se acumulen, pueden ocasionar que la piel se reseque, se endurezca y pierda su brillo.

hecho

La piel produce un pigmento conocido como melanina que sirve para proporcionar protección de los rayos solares perjudiciales. Sin embargo, no puede controlarse si se da una "sobre" exposición, la que puede ocasionar manchas de la edad y una apariencia correosa. Así que, protege siempre tu piel durante el tiempo asoleado.

La Dermis

La dermis se encuentra directamente bajo la epidermis y su función principal es apoyarla y nutrirla junto con otras estructuras de la piel. La dermis contiene vasos sanguíneos y linfáticos, terminaciones nerviosas, glándulas sudoríficas y sebáceas, así como folículos pilosos.

• Las terminaciones nerviosas sensoriales de la piel proporcionan la información esencial relativa al entorno. Son sumamente sensibles al calor, al frío, al daño, a la luz, al contacto ligero y a la presión penetrante, por lo que responden a estímulos específicos y envían retroalimentación al cerebro.

• Las glándulas sudoríficas juegan un papel muy importante en la eliminación del calor excesivo y de los productos residuales del cuerpo, a través del sudor que se filtra a través de los poros. Las glándulas sudoríficas responden a factores como el calor, el ejercicio y los cambios emocionales y hormonales. Los pies tienen alrededor de 250,000 glándulas sudoríficas –más que cualquier otra parte del cuerpo– así que no es de sorprenderse que muchas personas sufran de pies húmedos y sudorosos. Se ha estimado que, en promedio diario, el pie pierde el líquido equivalente al que contiene un cuarto de una huevera (utensilio para servir huevos pasados por agua).

• Las glándulas sebáceas segregan un fluido oleoso conocido como secreción sebácea. Esta secreción es un humectante natural y ayuda a mantener la piel suave y flexible. Cuando estas glándulas no funcionan de forma adecuada, lo que suele suceder en personas mayores, es que la piel se reseca y puede volverse delgada o áspera y más susceptible a las lesiones e infecciones. La secreción sebácea también ayuda a mantener la piel impermeable y se mezcla con el sudor para crear un revestimiento acídulo que sirve como protección contra el desarrollo de bacterias y hongos. El hecho de sumergir las manos o los pies en agua demasiado caliente o el utilizar jabones ásperos y químicos puede alterar este recubrimiento protector. Las glándulas sebáceas se localizan en casi todas las partes del cuerpo, pero no se encuentran ni en las palmas de las manos ni en las plantas de los pies.

Capa adiposa

La capa subcutánea se encuentra debajo de la dermis y contiene tejido adiposo en el que almacena la grasa. La capa subcutánea ayuda a reducir la pérdida de calor en la piel y también actúa como un amortiguador para las estructuras principales, así como para guardar la grasa necesaria para la energía.

Grosor de la piel

La piel varía su grosor en las diferentes partes del cuerpo. La parte más delgada se encuentra alrededor de los ojos, en donde tiene sólo 0.5 milímetros de espesor. La parte más gruesa se encuentra en las palmas de las manos y en las plantas de los pies, en donde tiene un grosor de 6 milímetros. En realidad las manos y los pies tienen una capa extra de piel que forma una especie de salientes para evitar que resbalen. Estas aristas siguen un diseño específico que forma la impresión dactiloscópica o huellas digitales propias de cada persona.

Uñas sanas

Las uñas están diseñadas para proteger de lesiones la piel delicada de los dedos de las manos y de los pies y para facilitarnos realizar una gran variedad de tareas. Las uñas de las manos y de los pies nacen de la dermis, la cual tiene un extenso suministro de vasos sanguíneos y linfáticos. Esto asegura que los nutrientes y el oxígeno lleguen

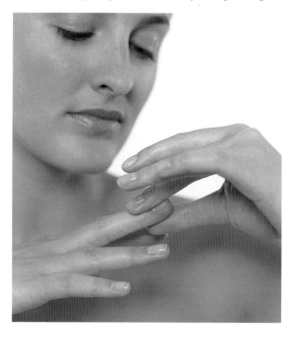

a las células de la uña en proceso de desarrollo y que los elementos de desecho se eliminen con rapidez. La uña está adherida a un tejido que se conoce como la matriz. El color rosado de una uña sana se debe a los vasos sanguíneos que se encuentran debajo de ésta y que proporcionan los nutrientes necesarios. Una uña sólo se torna blanca cuando se desprende de su matriz.

Las uñas están formadas por células vivas que se acumulan en la matriz que se encuentra en la base visible y que de manera constante se multiplican. A medida que estas células crecen de forma ascendente hacia la orilla libre, se llenan de un material proteínico glutinoso conocido como queratina que hace que las uñas, el cabello y la piel sean tan resistentes. La parte visible de la uña está formada por capas delgadas de queratina que se aglutina por medio de una materia oleaginosa y húmeda que le ayuda a mantener su elasticidad. El área blanca y curva debajo de la uña que se conoce como lúnula o media luna, es la única parte de la matriz que es visible. La cutícula o borde de piel flexible que se encuentra sobre la matriz, tiene por objeto proteger la base de la uña de lesiones o infecciones ya que sella la apertura entre la piel y la uña. Si la matriz se daña puede causar una deformidad en la uña.

Las uñas de los dedos de la mano crecen dos veces más rápido en comparación con las de los dedos de los pies. En los adultos, son necesarios unos seis meses para que una uña sana de la mano crezca desde la cutícula hasta la orilla libre, mientras que para una uña del dedo del pie se requieren como 12 meses. El crecimiento disminuye con la edad por la disminución de la circulación de la sangre hacia las células en desarrollo de las uñas. Además, crecen con mayor rapidez en la mano que más se utiliza, con toda probabilidad debido a que el movimiento frecuente estimula la circulación de la sangre.

hecho

Las uñas crecen con mayor rapidez durante el verano, época en que los rayos ultravioleta provenientes del sol, tienden a estimular la división de las células y crecen con mayor lentitud en el invierno cuando la circulación tiende a hacerse más lenta.

Formas en que el masaje ayuda a la piel

El masaje de manos y pies tiene muchos efectos benéficos sobre el estado, textura y apariencia de la piel y de las uñas.

- El masaje incrementa la circulación sanguínea y linfática, lo cual acelera el abastecimiento de nutrientes y oxígeno para las células vivas en desarrollo y elimina las impurezas y el exceso de líquido en los tejidos. Esto ayuda a proporcionar un entorno ideal para el crecimiento, restauración y división de las células lo que redunda en una piel y uñas sanas.

- La fricción de las manos, combinada con una mejor circulación, favorece la eliminación de las células muertas de la piel, proceso que se conoce como exfoliación y ayuda a prevenir que la piel se reseque y se endurezca.

- Se estimulan las glándulas sebáceas, lo que hace que produzcan más secreción sebácea y ayuda a mantener la piel suave y flexible y la protege contra las infecciones.

- También se incentivan las glándulas sudoríficas, lo que ayuda a eliminar los productos residuales y a prevenir que se obstruyan los poros con el polvo y las células muertas de la piel.

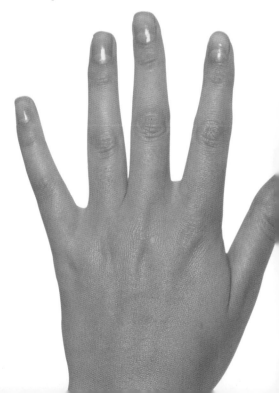

• Un masaje con crema humectante o aceite ayuda a que la piel esté bien lubricada, lo que evita que se reseque y se agriete de manera excesiva y se vuelva demasiado sensible.

Los músculos, los huesos y otras estructuras

Las manos y los pies tienen la capacidad de realizar una variedad increíble de movimientos. Este potencial se debe a la constitución altamente sofisticada de los huesos, músculos y otras estructuras, tales como los ligamentos y tendones en la muñeca, la mano, el tobillo y el pie. Todos estos funcionan unidos para hacer posible que controlemos movimientos tan complicados como el caminar y saltar, así como el escribir y dibujar. Los huesos constituyen la estructura del cuerpo y proporcionan apoyo y forma a las estructuras de los pies y de las manos. En la parte en donde los huesos se unen se forman las co-

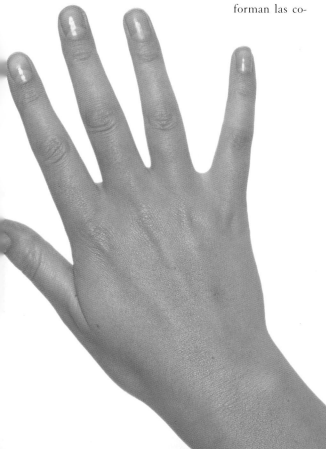

yunturas. Los diversos tipos de coyunturas hacen posible una variedad de grados de movimiento.

Músculos y tendones

Los músculos se adhieren a ambas partes de una coyuntura por medio de fibras o filamentos de un tejido conjuntivo resistente, conocido como tendón. Los músculos ejercen fuerza en los tendones para hacer posible que los huesos se muevan y puedan soportar cualquier peso que necesiten transportar. Los músculos y los tendones trabajan en pares para facilitar el movimiento. Un par de músculos y tendones sirve para levantar un hueso, mientras que el otro se relaja para hacer posible el movimiento y viceversa. Los tendones tienen diferentes formas. Los de las manos y los pies son alargados y están circundados por una cubierta sinovial resbaladiza, lo que hace posible que se puedan deslizar cuando se doblan los dedos de los pies o de las manos. A medida que vamos envejeciendo, los tendones tienden a acortarse y a estrecharse, lo que produce rigidez y movilidad deficiente.

Los ligamentos

Los huesos se unen en las coyunturas por un conjunto de fibras conjuntivas densas y resistentes conocidas como ligamentos. Los ligamentos se flexionan cuando se dobla una articulación, sin embargo, como tienen una capacidad limitada para estirarse, ayudan a proteger contra movimientos excesivos entre los dos huesos. Algunas personas tienen lo que se denomina "articulación doble" lo que significa que sus ligamentos se pueden estirar más de lo normal y por lo tanto les permiten ejercer un rango más amplio de movimientos.

Los músculos y el suministro de sangre

Los músculos tienen sus propios vasos sanguíneos y linfáticos. Cuando un músculo se relaja, fluye sangre oxigenada que nutre los tejidos y cuando un músculo se contrae, la sangre desoxigenada vacía los desechos metabólicos y otras impurezas. Si los músculos se trabajan en exceso o se tensan, se dificulta la circulación linfática, lo que ocasiona un déficit de oxigeno y una acumulación de elementos de desecho. Esta situación afecta de manera desfavorable el buen funcionamiento de los músculos, por lo que se produce cansancio muscular, rigidez, molestias y dolor momentáneo.

Los músculos y huesos de la mano

La mano es una estructura de prodigiosa versatilidad. Es lo suficientemente fuerte como para sujetar y transportar objetos pesados y además tiene la capacidad de precisión y flexibilidad que se requiere para hacer movimientos muy complejos, como escribir o dar la vuelta a la manija de una puerta. Cada mano está compuesta de 27 huesos, a saber:

• Ocho carpianos, que tienen una forma irregular y están colocados en dos filas de cuatro para formar la muñeca.
• Cinco metacarpianos que se extienden desde la muñeca hasta los dedos y que forman la palma de la mano. El metacarpo del dedo pulgar tiene mucha movilidad.
• Catorce falanges, dos en el pulgar y tres en cada uno de los dedos.

hecho

Los humanos y otros primates son las únicas criaturas que pueden hacer movimientos para apretar y pellizcar ya que el dedo pulgar y el índice trabajan de manera independiente..

El antebrazo se compone de dos huesos largos, el radio y el cúbito, que se extienden desde el codo y trabajan con los huesos de la muñeca para facilitar un rango amplio de movimiento.

La mano en sí tiene pocos músculos. Algunos se encuentran en la parte externa de la palma, en la base del dedo pulgar. Unos músculos pequeños que se ubican entre los huesos metacarpianos hacen posible que los dedos se puedan mover de un lado a otro, pero los músculos principales que se utilizan en los movimientos de la mano se encuentran en el antebrazo y se conectan a los dedos por tendones alargados. Los músculos en la parte inferior del brazo permiten que la palma se pueda voltear para arriba y para abajo, que la muñeca se pueda rotar y que los dedos y los pulgares se puedan doblar y enderezar. Las articulaciones o nudillos de los dedos y el pulgar ayudan al movimiento y hacen que la mano sea sumamente flexible.

Los tendones están adheridos por un lado a los músculos del brazo y por el otro a los huesos de los dedos y del pulgar. Cuando se contraen los músculos adecuados, se estiran los tendones y de esta manera se pueden doblar o alargar los dedos y el pulgar. Los tendones están unidos a la muñeca por medio de un ligamento muy fuerte que se encuentra justo arriba de la articulación de la muñeca.

Intenta lo siguiente

Para observar los tendones en acción, coloca la palma de la mano sobre una superficie plana. Enseguida eleva los dedos y el pulgar. Podrás ver los cinco tendones a lo largo del anverso mientras trabajan para enderezar los dedos. Para observar la acción inversa, sostén la mano con la palma hacia arriba. Súbete la manga de manera que puedas observar el antebrazo. Mueve los dedos hacia la palma, uno a uno. Una vez más podrás ver la función de los tendones para cerrar los dedos.

Los músculos y los huesos del pie

El pie soporta el peso del cuerpo y actúa como una palanca potente para poder mover el cuerpo hacia delante cuando se camina o se corre en diversas superficies. El pie, junto con otros sentidos, también nos ayuda a mantener el equilibrio. Estas tareas se facilitan por medio de una distribución compleja de los huesos, ligamentos, tendones y músculos. Los huesos del pie siguen un esquema semejante a los de la mano, pero el pie tiene una estructura más fuerte y menos flexible. El pie está compuesto de 26 huesos, a saber:

- Siete tarsianos, que son huesos de forma irregular y forman el tobillo. El más grande denominado calcáneo, forma el saliente del talón.
- Cinco metatarsianos que se encuentran entre el tobillo y los dedos y forman el cuerpo del pie. El metatarsiano que se localiza en la parte interior del pie es el más grueso y el más fuerte pues lleva la mayor parte del peso del cuerpo.
- Catorce falanges, dos en el dedo gordo del pie y tres en cada uno de los otros dedos.

Los huesos y las articulaciones del pie están constituidos de tal manera que forman unos arcos fuertes, dos a lo largo del pie y uno a través del pie, entre la eminencia metatarsiana y el talón. Si se observa la huella de un pie normal y sano, se podrá ver que sólo la parte exterior se pone en contacto con el suelo. Los arcos del pie que tienen ligamentos fuertes y músculos, lo sostienen, amortiguan la presión y los golpes producidos al andar, correr o saltar. La altura de los arcos determina la forma de los pies. Cuando los músculos y los ligamentos se fuerzan o se tensan demasiado, los arcos pueden empezar a debilitarse, lo que a la larga produce una alteración conocida como el "pie plano" (véase la página 122).

La pierna se compone de dos huesos largos, la tibia y el peroné, los cuales trabajan con los huesos del tobillo para hacer posible un amplio rango de movimiento.

El pie tiene muy pocos músculos. Los principales están en la planta y ayudan a doblar y extender los dedos. El dedo gordo es controlado por su propio músculo y juega un papel muy importante para poder caminar y para mantener el equilibrio. Los músculos pequeños en la parte superior del pie enderezan y levantan los dedos. Los principales músculos están unidos a los huesos del pie por tendones largos. La coyuntura del tobillo se sostiene por ligamentos muy fuertes. Cuando los músculos adecuados se contraen, jalan a los tendones y hacen que el pie y los dedos puedan doblarse y extenderse. Los músculos de la parte delantera de la pierna ayudan a que el pie pueda doblarse hacia arriba a la altura del tobillo y a enderezar los dedos, mientras que los músculos en la parte trasera de la pierna permiten que se pueda levantar el tobillo y encoger los dedos hacia abajo.

El tendón de Aquiles que está situado en la parte trasera del talón, es el tendón más fuerte de todo el cuerpo. Está adherido por una parte al músculo del peroné (gastrocnemius) y por la otra al calcáneo el hueso más largo del pie que forma el talón. El tendón grueso se puede ver con claridad cuando uno se para de puntas o se elevan los dedos del pie.

Forma en que el masaje ayuda a los músculos, tendones y ligamentos.

El masaje de manos y pies puede ayudar a favorecer la salud, a fortalecer y mantener flexibles los músculos, los tendones y los ligamentos.

- Un aumento en la circulación de la sangre y de la linfa proporcionan un suministro fresco de nutrientes y oxígeno a los músculos y a las articulaciones y ayudan a eliminar los elementos de desecho y el exceso de líquidos. Esto favorece la movilidad de las articulaciones y reduce la rigidez, el cansancio y los dolores que se ocasionan por estar de pie o por periodos prolongados de movimientos repetitivos de las manos.
- El aumento de suministro sanguíneo y la fricción profunda producen calor en el área, lo que favorece la relajación y por lo mismo alivio del dolor.

El dedicar tiempo para seleccionar el aceite o la crema más adecuada acrecentará los beneficios y favorecerá de manera considerable el placer de dar y recibir un masaje de manos o de pies. Los aceites y las cremas actúan como un lubricante entre tus manos y la piel del receptor, lo que hace posible un masaje más suave, fluido y eficiente sin estirar o forzar la piel.

Aceites y cremas para un masaje

Los emolientes que se seleccionan con cuidado, refuerzan los beneficios del masaje al humectar, fortalecer y proteger la piel. Estas cremas y aceites también se pueden combinar con aceites esenciales puros y aromáticos para lograr un efecto relajante o estimulante en la mente y en el cuerpo.

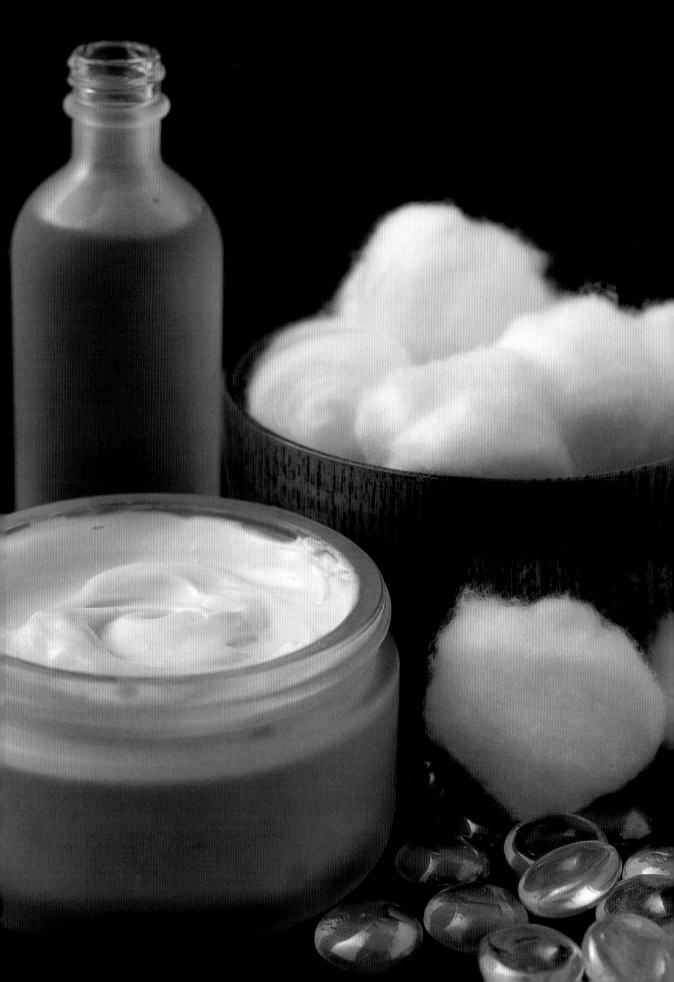

Selección de productos viables para un masaje

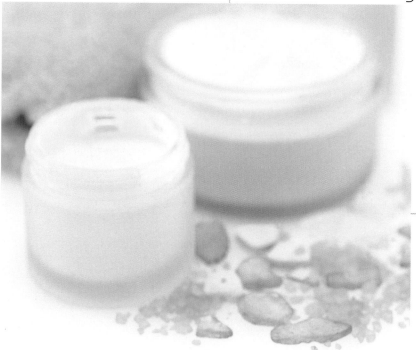

Existe una gran variedad de aceites y cremas que son excelentes lubricantes para los masajes de manos y pies. En realidad, la elección puede parecer al principio bastante confusa. Las farmacias, los supermercados y las tiendas de productos naturistas ofrecen una diversidad de productos para masajes, ya mezclados y preparados, que se adecuan a texturas de pieles específicas o que se adaptan a la necesidad de la ocasión. Tal vez tú prefieras guiarte por la sabiduría de las generaciones anteriores y mezclar tus propias cremas y aceites, utilizar ingredientes naturales y añadir aceites esenciales naturales para dar un toque personal e importante al masaje. Vale la pena experimentar con diferentes aceites y cremas para masaje y descubrir aquellos que sean más eficaces y placenteros. También es posible que la persona a quien das el masaje manifieste sus propias preferencias.

Aceites versus cremas

Los aceites para masajes se encuentran con facilidad y son altamente versátiles. Ayudan a suavizar y nutrir la piel y permiten que tus manos puedan deslizarse con delicadeza de un movimiento a otro. Sin embargo, los hombres que tienen mucho vello sienten que el masaje con aceites les produce bastante dolor, pues el aceite tiende a jalar los vellos. A determinadas personas también les desagrada la sensación pegajosa del aceite en la piel después del masaje, por lo que es conveniente tener lista una toalla para limpiar el exceso, o inclusive se puede utilizar agua de colonia. El aceite tiende a manchar, así que se deben tomar precauciones para que no se derrame sobre las prendas del que recibe el masaje.

Algunas personas consideran que las cremas son más fáciles de usar que los aceites. Se deslizan con facilidad y hacen posible un masaje profundo y firme. De manera especial son benéficas para piel muy seca pues tienden a permanecer por más tiempo en la superficie de la piel que los aceites, lo que permite que se puedan absorber mejor los nutrientes. Utiliza una buena crema sin medicamento y que sea especial para masajes. Las cremas y lociones humectantes o de base se absorben con rapidez por lo que se necesitan aplicar constantemente y esto afecta la fluidez del masaje.

Adquisición de cremas y aceites ya preparados

Los aceites y cremas comerciales son un buen punto de partida para los masajes de manos y pies. Algunas marcas vienen en una presentación bonita o hacen alarde de beneficios especiales, pero ten cuidado. Varían mucho en textura y calidad, así que compra sólo una pequeña cantidad en algún comercio al menudeo reconocido y prueba su eficacia. Asegúrate de que el aceite o la crema tenga un aroma agradable y se sienta suave al contacto con las manos. Algunos productos comerciales tienen un aroma demasiado artificial, otros tienden a dejarte un residuo pegajoso en las manos y en la piel del que recibe el masaje o hasta pueden ser de una textura demasiado ligera por lo que no pueden deslizarse con facilidad sobre la piel.

Aceites vegetales naturales

Selecciona un aceite vegetal natural como aceite de almendras dulces, que puede utilizarse solo o en combinación con otros aceites esenciales de base o puros. Busca aceites no refinados y que no contengan aditivos. Es mejor adquirir aceites que se prepararon en frío (revisa la etiqueta) pues los que se extraen por medio de calor, como los aceites vegetales para cocinar, pierden muchas de sus propiedades nutritivas. Si es posible, selecciona aceites orgánicos pues en su producción no se utilizaron fertilizantes químicos ni pesticidas. Las tiendas de productos naturales, algunos supermercados y farmacias grandes y los catálogos de aromaterapia que ofrecen ventas por correo, son excelentes opciones para poder comprar aceites de buena calidad. La mayoría de los aceites vegetales naturales duran alrededor de seis meses sin que se arrancien y ya no sean adecuados para un masaje, así que evita comprarlos en grandes cantidades. Consérvalos en un lugar fresco y seco y no los expongas a los rayos solares.

Cremas naturales para masaje

Utiliza ingredientes puros y naturales para elaborar tus propias cremas para masaje o compra una crema base sin fragancia y añade aceites esenciales puros. Muchas tiendas de productos naturales y los catálogos de aromaterapia que dan servicio de ventas por correo, ofrecen una buena selección de cremas e ingredientes para que puedas preparar las de tu preferencia. La mayoría de las cremas base se elaboran con una combinación de ingredientes naturales como cera de abeja, aceites vegetales puros y algún conservador como la vitamina E. Las cremas base que contienen algún preservador duran, por lo general, unos seis meses antes de que se tornen inadecuadas para utilizarse en masajes. Consérvalas en un lugar fresco y seco y no las expongas a los rayos solares.

> *nota*
>
> *Si tú o la persona a la que das el masaje son alérgicas a las nueces, trata de evitar aceites de almendras o nueces. Aunque no existe ninguna evidencia de que estos aceites produzcan una reacción alérgica, es mejor que no corras el riesgo.*

Aceites esenciales puros

A pesar de su nombre, los aceites esenciales son muy diferentes de los aceites vegetales. Están libres de grasa, son volátiles y se caracterizan por su fragancia específica. Los aceites esenciales son químicos concentrados provenientes de diversas partes de una planta viva –la corteza, la flor, la hoja, el fruto, la resina o la raíz–. En realidad, diferentes partes de la misma planta pueden producir distintos aceites esenciales, cada uno con sus mezclas químicas potentes y específicas. A través de los años, se han descubierto cientos de aceites esenciales que, si se utilizan de manera adecuada por un experto clínico en aromaterapia, consiguen un efecto terapéutico en la mente, el cuerpo y las emociones. Si se manejan con el debido cuidado y respeto, algunos aceites esenciales pueden ser de uso casero. Como regla general, casi ningún aceite esencial debe aplicarse de forma directa sobre la piel, los aceites provenientes de la planta del té y del espliego (lavanda) son la excepción. Para los masajes, los aceites esenciales tienen

que emplearse en cantidades muy pequeñas y en combinación con cremas base para aplicación cutánea. Los aceites esenciales se disuelven con facilidad y por completo en un lubricante. Éste hace las veces de agente catalítico y permite la absorción de los aceites a través de las diversas capas de piel hasta llegar al torrente sanguíneo, por el que se transportan a diversas partes del cuerpo y realizan diferentes funciones sanadoras. También pueden inhalarse aromas de aceites esenciales específicos que logran influenciar de manera profunda los estados de ánimo, por ejemplo, ciertos aromas relajan, vigorizan o levantan el ánimo.

Los aceites esenciales se venden en tiendas de productos naturales, en farmacias y en sucursales de aromaterapia que ofrecen venta de productos por correo. Un experto clínico en aromaterapia puede sugerir proveedores confiables. Sin embargo, es importante comprarlos con cautela porque un aceite esencial puro puede entrar en el cuerpo en un lapso de veinte minutos y permanecer en el torrente sanguíneo por más de 24 horas, por lo que la pureza del producto es crucial. Una buena guía es revisar

Receta para crema base

(Proporciona 500 gramos o 17.5 onzas aproximadamente)
200 mililitros de aceite de almendras dulces
40 gramos de granillos de cera de abeja o de cera rallada
1 cucharadita de aceite de germen de trigo

Coloca la cera de abeja en un tazón resistente. Vierte el aceite de almendras y el aceite de germen de trigo. Coloca a fuego lento el tazón en una cacerola con agua para que la cera se derrita, revuelve de manera constante para mezclar los ingredientes. Retira del fuego y continúa revolviendo hasta que la mezcla se enfríe. Si lo deseas puedes agregar 10 gotas de su aceite esencial favorito o una combinación de hasta tres aceites que equivalgan a 10 gotas. Cuando esté frío, distribúyelo en frascos adecuados que tengan tapas de rosca. Almacénalos en un lugar fresco y oscuro. La crema se conservará en buen estado hasta por seis meses.

ADVERTENCIA: *Si se es alérgico al trigo no añadas el aceite de germen de trigo, que se utiliza como conservador. Esto no afectará la calidad de la crema pero reducirá su tiempo de conservación y se degenerará en un lapso de tres meses.*

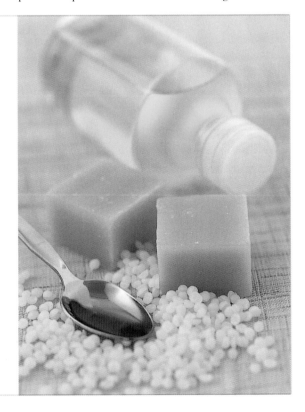

que la etiqueta muestre tanto el nombre genérico como el nombre botánico en latín y que indique instrucciones específicas de uso, incluyendo las PRECAUCIONES. Debe estar etiquetado como "aceite esencial", lo que dará la seguridad de que contiene una concentración del 100% del aceite de la planta, se debe revisar el número de lote, la fecha de expiración y el nombre y dirección del proveedor.

Se deben evitar los aceites que no fueron etiquetados de manera correcta, mientras más información contengan, más garantía proporcionarán. Por lo general, los aceites que tienen el mismo precio no son puros; es decir, cada aceite esencial debe tener un precio específico. Los aceites esenciales

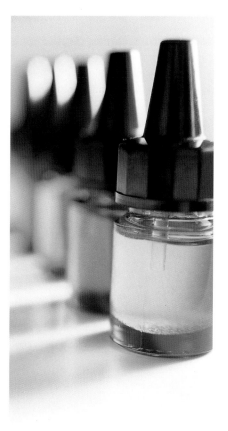

deben venderse en frascos de vidrio oscuro con tapa de rosca y guardarse en lugares frescos y donde no estén expuestos a los rayos solares o a temperaturas altas. En casa, se deben almacenar en sus frascos de vidrio oscuro en un botiquín que cierre con llave y que no esté al alcance de los niños ni de las mascotas. Se debe mantener la tapa bien cerrada pues los aceites se evaporan cuando se exponen al aire. La mayoría de los aceites esenciales que se recomiendan para uso casero duran por lo menos dos años, dependiendo del aceite y de la frecuencia con que se utilice.

Cómo mezclar aceites y cremas

Los aceites esenciales son de una potencia muy alta y pueden ser tóxicos si se les da un uso inadecuado. Al mezclarlos con un agente catalítico en forma de aceite o crema, el lema es "menos es mejor". El añadir una gota

adicional de aceite esencial puede ser tentador, pero puede ocasionar una reacción dañina como irritación de la piel. Conforme vayas adquiriendo más conocimientos y experiencia respecto al uso de aceites esenciales, tal vez quieras crear tus propias mezclas y utilizar una selección de diferentes aceites, sin embargo siempre sigue las instrucciones y adhiérete de manera estricta a las precauciones de seguridad.

Para elaborar un aceite o crema aromática para masaje, en primer lugar lávate las manos y verifica de que todos los utensilios están limpios y secos. En un tazón, frasco o recipiente adecuado, calcula la cantidad de agente catalítico o de crema base que se requiere (un solo aceite o una mezcla de aceites que equivalgan a la misma cantidad). Enseguida añade el aceite esencial puro de tu preferencia. Mézclalo con el agente catalítico o la crema base y revuélvelo con un agitador para cóctel o con una cucharita limpia. Lávate las manos. Al principio es mejor equivocarse por precaución y utilizar una gota de aceite esencial puro por cada 10 mililitros (dos cucharaditas) de aceite vegetal o 50 gramos de crema.

Si tu piel es delicada, algunos aceites esenciales como los de pimienta negra, menta y manzanilla se deben utilizar con moderación, una gota por cada 30 mililitros (seis cucharaditas) de aceite o por 150 gramos de crema. Para facilitar la medición del aceite base, es preferible utilizar una cucharita para medicamentos de 5 mililitros, ya que las cucharitas para té varían mucho de tamaño. Compra

nota

Para permitir que la piel absorba en su totalidad los aceites esenciales, no se deben lavar las manos o los pies sino hasta que haya transcurrido por lo menos una hora de que se recibió el masaje.

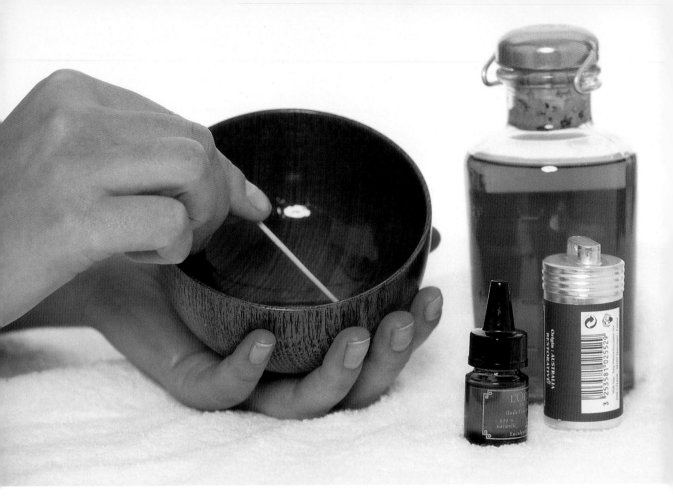

los aceites esenciales en frascos que tengan gotero que te permita vaciar una gota a la vez con toda exactitud. Si por accidente viertes de más, añade la cantidad adecuada de agente catalítico o crema base para restablecer el equilibrio. Recuerda que los aceites esenciales son muy concentrados. Si deseas hacer una cantidad grande de aceite o crema para masaje, calcula el porcentaje de aceite esencial que se requiere con respecto a la cantidad de agente catalítico o crema; por ejemplo, deberás añadir cinco gotas de aceite esencial puro (dos gotas de manzanilla, pimienta negra o menta) por cada 50 mililitros (10 cucharaditas) de aceite vegetal o 250 gramos de crema base. Una vez hecha la mezcla, asegúrate de que el frasco quede bien tapado y rotula con toda claridad el envase con la fecha y los ingredientes. Mantenlo en refrigeración y utilízalo en el transcurso de una semana.

Cómo aplicar el aceite y la crema

Necesitas suficiente aceite o crema para que tus manos se puedan deslizar sobre la piel de manera suave y cómoda, pero no en exceso pues las manos se resbalarían y no

podrías sentir los tejidos fundamentales. Es evidente que la cantidad que se requiere varía con cada persona, dependiendo del tipo de piel y del tamaño de las manos o los pies. Con la práctica y la experiencia lograrás calcular de manera adecuada. Al principio, es mejor optar por una cantidad menor y no una mayor. Para las manos, empieza con una dosis suficiente de lubricante que las cubra y después añade otra capa si es necesario. Como los pies son más grandes, deberás utilizar una cantidad mayor. Mantén siempre una mano en contacto con la piel, aún cuando estés aplicando más lubricante, ya que si retiras ambas manos, el que recibe el masaje puede sentirse desatendido y vulnerable.

La aplicación del aceite o crema es mejor si éstos están tibios. Una temperatura semejante a la del cuerpo o un poco más alta es la ideal. La sensación será más agradable para quien recibe el masaje y también favorece la absorción de los elementos sanadores de los químicos naturales, para que puedan tener un efecto benéfico en la mente y en el cuerpo. En primer lugar, lávate las manos, después caliéntalas, puedes frotarlas con energía o sumergirlas en agua caliente durante unos minutos. Enseguida, pon un poco de aceite o crema en la palma de una de tus manos, fróta para que se cubran bien del lubricante y se sientan calientes al tacto. El lubricante no se debe aplicar de forma directa sobre la piel del que recibe el masaje ya que no produce una sensación agradable.

El aceite debe colocarse en una botella de plástico con un despachador adecuado que evite que se vierta demasiado rápido. Poco a poco empieza a vaciarlo en un tazón pequeño de plástico. Después sumerge uno o dos dedos si necesitas más lubricación. Si queda algún remanente en el tazón al terminar con el masaje, deséchalo de inmediato. No lo vuelvas a utilizar pues se corre el riesgo de diseminar alguna infección. Es conveniente colocar la botella o el tazón en una servilleta de papel para absorber cualquier sobrante.

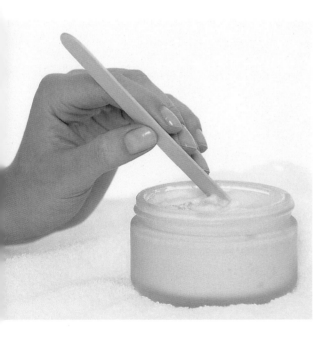

Para obtener la crema del envase, utiliza una espátula de madera o de plástico. Esto es por razones de higiene para evitar esparcir alguna infección, así como por razones prácticas pues podrás calcular la cantidad correcta. Como lo hacen en los salones de belleza, coloca un poco de crema en la parte superior de la mano para que puedas abastecerte cuando lo necesites sin tener que interrumpir el masaje. Siempre vuelve a colocar la tapa del tarro cuando no la estés usando.

Prueba de sensibilidad

Algunos aceites esenciales pueden producir diversas reacciones en la piel, por lo que se recomienda aplicar una prueba de emplasto para determinar la sensibilidad alérgica. En una cucharadita mezcla un poco del aceite catalítico con una gota del aceite esencial que vas a utilizar. Frota un poco de la mezcla en la parte interna de la muñeca o detrás de las orejas. Déjala sin cubrir durante 24 horas. No se debe lavar esta área. Por lo general, las reacciones se presentan en el transcurso de unas cuantas horas. Si adviertes señales de irritación, enrojecimiento o comezón no utilices el aceite. Enjuaga de inmediato con agua fría.

Utiliza los aceites esenciales de manera segura

- Obtén siempre los aceites de un establecimiento confiable. Asegúrate que estén etiquetados con claridad y sigue las instrucciones de uso con sumo cuidado. Dilúyelos con el aceite catalítico o la crema base en las proporciones correctas.
- Utiliza sólo los aceites recomendados para uso doméstico o consulta con un experto clínico en aromaterapia, las especificaciones de otros aceites esenciales y la forma adecuada de diluirlos.
- Nunca lo apliques sobre la piel sin antes rebajarlo (excepto los provenientes de la planta del té y del espliego o lavanda), siempre dilúyelos con un aceite catalítico o crema base. Si de manera accidental se derrama un poco de aceite, frota suavemente la mancha con alguna solución fuerte de líquido limpiador.
- Evita frotarte los ojos o los labios cuando tengas aceite esencial en los dedos, aún cuando lo hayas diluido. Si te entra en los ojos, enjuágalos con aceite de almendras dulces para mitigar el ardor. Si tienes alguna duda, solicita asistencia médica.
- No lo ingieras. Si se consume de manera accidental, solicita atención médica inmediata.
- Mantén los frascos fuera del alcance de los niños y de las mascotas.
- Se debe evitar utilizar aceites esenciales puros durante el embarazo, cuando se esté amamantando y no se

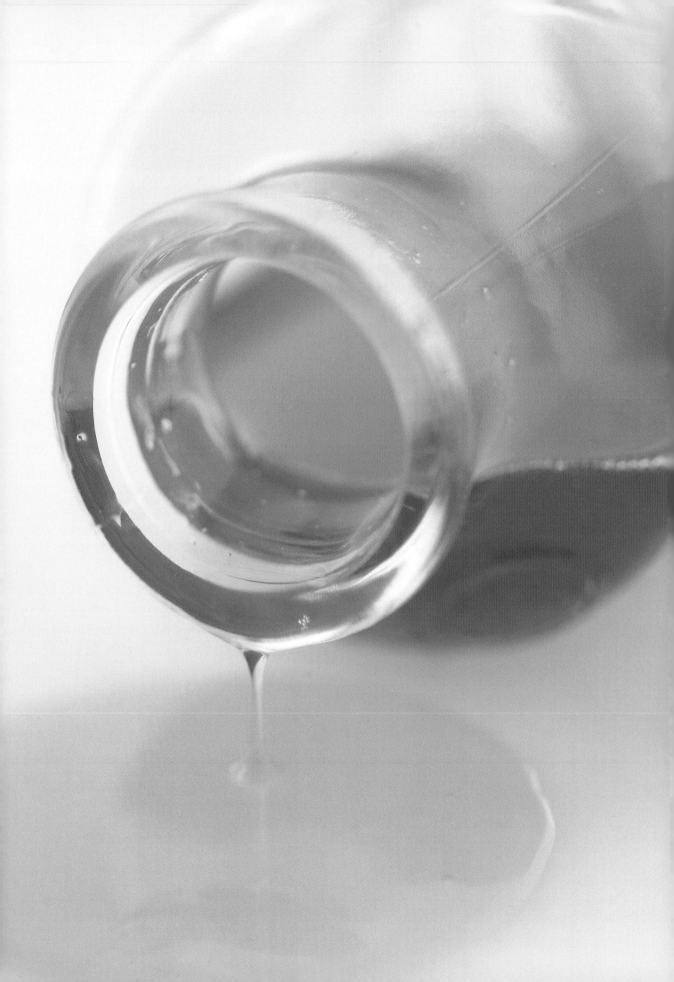

deben emplear en bebés ni en niños sin antes consultar a un experto clínico en aromaterapia.

- Algunos aceites pueden producir irritación y síntomas agresivos de algún padecimiento como epilepsia, hipertensión, asma, fiebre del heno o ciertas alergias. Revisa las PRECAUCIONES y evita los aceites problemáticos. Siempre aplica una prueba para determinar la sensibilidad. (véase la página 29)
- Si se están tomando medicamentos homeopáticos, consulta con un profesional. Algunos aceites esenciales pueden contrarrestar los efectos benéficos del tratamiento.
- No se debe utilizar perfume o aceites esenciales en atomizador cuando se estén empleando aceites esenciales para masaje.
- No es aconsejable utilizar un aceite esencial puro de manera constante, ni cuando des un masaje ni cuando lo recibas, ya que se puede crear intolerancia o un resultado tóxico acumulativo. Procura alternar diversos aceites para que den un mejor resultado.

Ofrece una selección

Permite que la persona a quien das el masaje escoja su aroma favorito de entre una selección de aceites esenciales puros. Si a cualquiera de las dos les repugna una fragancia en lo particular, no la utilices. Si es posible, percibe el aroma de diferentes aceites esenciales antes de comprarlos. Algunos almacenes tienen tiras de prueba.

Los orígenes de la aromaterapia

La aromaterapia es la aplicación competente de aceites esenciales con el fin de producir un efecto benéfico en la mente y en el cuerpo. La palabra "aromaterapia" que literalmente significa "tratamiento curativo por medio del empleo de un aroma" es una palabra acuñada por el químico cosmético francés, Prof. René Gattefosse, quien, en la década de 1930, estudió las propiedades terapéuticas de los aceites esenciales. Su interés comenzó cuando por accidente se quemó la mano mientras llevaba a cabo un experimento en su laboratorio. Sumergió la mano en el recipiente con un líquido que estaba a su alcance, que resultó ser aceite puro de lavanda y el dolor se mitigó de inmediato. Su mano sanó con rapidez dejando cicatrices mínimas y no hubo ninguna indicación de infección.

La cera tradicional de abeja

La cera de abeja es un ingrediente antiguo de las cremas humectantes. Remontándonos hasta el año 150 a.C., el médico griego Galeno, elaboró una crema para el cutis que era una mezcla de cera de abeja derretida, aceite de oliva y agua pura o perfumada. Con los años, la receta se fue perfeccionando pero la cera de abeja continúa siendo un ingrediente importante para cualquiera que desee elaborar sus propias cremas para masaje. La cera de abeja espesa los aceites vegetales y les da la consistencia adecuada para los masajes; también, por sí misma, tiene propiedades curativas. Mantiene la piel en buena condición y puede ayudar en el tratamiento de problemas leves de la piel. La cera pura de abeja, sin blanquear, es mejor que la procesada, ya que tiene mayor probabilidad de no contener sustancias químicas. La cera de abeja se puede obtener en casi todas las tiendas de productos naturales y se puede desmenuzar o utilizarse en forma granulada para elaborar cremas base a las que se les pueden añadir aceites esenciales puros.

Aceites que se recomiendan como agentes catalíticos

Existe una gran variedad de bases o aceites catalíticos. A continuación enumeramos una selección de los más adecuados para dar un masaje de pies o manos.

Hueso de albaricoque (*Prunus armenaica*)

Este aceite se extrae del hueso de las semillas del árbol del albaricoque. Es de color amarillo pálido y es muy semejante al aceite de almendras dulces. Es una excelente fuente de minerales y vitaminas, en especial de vitamina A y la piel lo absorbe con facilidad.

USO: El aceite de hueso de albaricoque es excelente, nutritivo y sedante, lo que lo hace benéfico para la piel seca, envejecida y sensible. Puede utilizarse sólo como aceite para un masaje ligero, o mezclado con otro aceite vegetal, como el aceite de almendras dulces. El aceite de hueso de albaricoque se combina bien con todos los aceites esenciales puros de uso casero. Una alternativa adecuada es el hueso de durazno (*Prunus persica*) que tiene muchas propiedades semejantes.

PRECAUCIONES: Por lo general se tolera bien.

Semillas de Borraja (*Borago officinalis*)

Este aceite proviene de las semillas de la planta de la borraja. De color amarillo pálido, es una fuente excelente de vitaminas, minerales y ácidos lipídicos esenciales, en especial del ácido linoleico gamma (ALG).

USO: El aceite de semillas de borraja tiene propiedades humectantes muy benéficas y es adecuado para todo tipo de piel. Se le considera un regenerador muy eficaz para las pieles más maduras y mitiga las afecciones como el eczema y la soriasis. Sin embargo, como es un aceite muy glutinoso, no es recomendable utilizarlo de forma aislada en los masajes. Se debe mezclar en una proporción de 1:9 con una solución de aceite catalítico de textura más ligera, como el aceite de almendras dulces y usarlo como aceite para masaje o cuando se elabore una crema base. Añade aceites esenciales puros cuando sea pertinente.

PRECAUCIONES: Por lo general se tolera bien.

Hierba del asno (*Oenothera biennis*)

El aceite de la hierba del asno, que es de color amarillo oro, proviene de las semillas de la planta. Es rico en ácidos lipídicos esenciales, en especial ácido linoleico gamma (ALG), es muy conocido como un complemento nutritivo para tratar problemas menstruales y premenstruales. Además, el aceite de la hierba del asno puede aplicarse de forma directa sobre la piel en masajes para proporcionar beneficios terapéuticos adicionales.

USO: El aceite de la hierba del asno es un buen suavizante y humectante de la piel. Es muy benéfico para la piel seca, madura o agrietada debido a su alto contenido de ácido linoleico gamma, además puede ser muy eficaz para mitigar afecciones como el eczema y la soriasis. Sin embargo, como el aceite de la hierba del asno es muy viscoso, resulta mejor mezclarlo en una proporción de 1:9 con una solución de aceite catalítico de textura más ligera, como el aceite de almendras dulces. Se puede utilizar como aceite para masaje o cuando se elabore una crema base. Si así se desea, se pueden añadir aceites esenciales puros.

PRECAUCIONES: Por lo general se tolera bien. Se debe almacenar en un lugar fresco y no debe exponerse a los rayos solares.

Jojoba (*Simmondsia chinensis*)

El aceite de jojoba proviene del fruto de una planta desértica siempre verde. Aunque se le conoce como un aceite, en realidad, es una cera líquida semisólida a temperatura ambiente y se solidifica cuando se refrigera. Es de color amarillo claro, inodora y de fácil absorción en la piel. El aceite de jojoba tiene una estructura química parecida a la de la secreción sebácea, es un limpiador y un humectante natural de la piel y contiene proteínas, minerales y vitamina E, un antioxidante natural, por lo que tiene propiedades regeneradoras.

USO: El aceite de jojoba es un aceite catalítico muy útil para masajes, ya que es adecuado para todo tipo de piel, inclusive cuando ésta presenta alguna irritación, además tiene un efecto humectante y nutritivo. Sin embargo, el aceite de jojoba es muy costoso, así que es preferible utilizarlo en cantidades pequeñas, diluido en una proporción de 1:9 con una solución de aceite catalítico, como el aceite de almendras dulces.

PRECAUCIONES: Por lo general se tolera bien.

Almendra dulce (*Prunus amygdalus*)

Se extrae de las semillas del árbol de almendra dulce. Es de color amarillo pálido y ligeramente viscoso, con un olor suave a nuez. Es rico en minerales, vitaminas y proteínas, el aceite de almendras dulces es fácil de obtener, altamente versátil y tiene una duración de almacenamiento mayor a la de muchos otros aceites vegetales.

USOS: El aceite de almendras dulces es el aceite catalítico más común para masajes de manos y pies porque es ligero y muy suave. Es ideal para principiantes ya que puede utilizarse solo, o mezclarse con otros aceites catalíticos y con aceites esenciales puros que se recomiendan para uso casero. También es un ingrediente útil en la elaboración de cremas hechas en casa. El aceite de almendras dulces ayuda a suavizar y nutrir la piel y es muy benéfico para piel seca, sensible e irritada.

PRECAUCIONES: Por lo general se tolera bien. No confunda el aceite de almendras dulces con el aceite que se elabora con almendras amargas, el cual se emplea en preparaciones culinarias pero nunca se utiliza en masajes.

Germen de Trigo (*Triticum vulgare*)

El aceite de germen de trigo es de color café anaranjado oscuro y es de olor fuerte y terroso. Tiene un alto contenido de nutrientes, es una de las mejores fuentes de vitamina E, un antioxidante natural, por lo que tiene propiedades regeneradoras, también es rico en otras vitaminas, proteínas y minerales.

USO: El aceite de germen de trigo es apreciado por su capacidad para reparar tejidos con cicatrices y para mitigar las quemaduras. También es útil para regenerar pieles maduras y secas y puede ayudar a aliviar el cansancio muscular. Como el aceite de germen de trigo es tan rico y viscoso, rara vez se utiliza aislado. Se debe mezclar con otros aceites catalíticos diluido en una proporción de 9:1. Por sus propiedades antioxidantes, tiene una duración de almacenamiento mayor, de un mes o más, que otros aceites.

PRECAUCIONES: Es posible que algunas personas no lo toleren. No debe utilizarse en personas con alergia al trigo.

Aceites esenciales recomendables

Los siguientes aceites son seguros de usarse en casa siempre que se diluyan con un aceite catalítico adecuado o con una crema base en las proporciones correctas. Siga las indicaciones de seguridad.

Pimienta Negra (*Piper nigrum*)

Este aceite de color oliváceo pálido, de sabor fuerte y con aroma a especias, se extrae de los granos de pimienta negra, secos y triturados, que son el fruto de una planta trepadora originaria de Asia Oriental. Durante muchos siglos se ha considerado a la pimienta negra como una especia culinaria y medicinal, tanto en el lejano Oriente como en Europa. Se dice que Atila, rey de los hunos, exigió grandes cantidades de pimienta negra como parte del rescate de la ciudad de Roma.

USO: La pimienta negra tiene un efecto caliente y estimulante que lo convierte en un ingrediente benéfico de un aceite o crema para masajes de manos y pies. Por lo general se añade en las mezclas para masajes y sirve para mitigar el dolor muscular y la rigidez. También se puede emplear para relajar las coyunturas y ayudar a la movilidad. Como propicia la circulación sanguínea, es un aceite que se puede usar en personas con problemas circulatorios, es sumamente efectivo en el tratamiento de sabañones. En el aspecto emocional, la pimienta negra es un vigorizante mental y con frecuencia se utiliza para fomentar un "espíritu de lucha".

PRECAUCIONES: Por lo general se tolera bien pero puede resultar irritante para algunas personas debido a lo penetrante de la corteza de sus semillas. Si se tiene piel sensible, se debe utilizar con mucha reserva, una gota por cada 30 mililitros (seis cucharaditas) de aceite catalítico o 150 gramos (5 onzas) de crema. Aplique en la piel un poco de aceite diluido para hacer una prueba y espere para confirmar que no haya ninguna reacción. No se emplee junto con medicamentos homeopáticos y almacénese lejos de estos, ya que puede contrarrestar sus beneficios. Consulte a un experto clínico en aromaterapia respecto a su uso en el embarazo o cuando esté amamantando y no lo emplee en bebés ni en niños pequeños sin consultar.

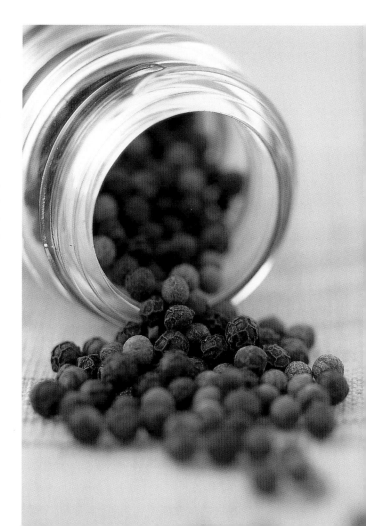

Madera de cedro (*Cedrus atlanticus*)

Este aceite de color amarillento se extrae de la madera aromática del árbol siempre verde, el cedro atlas. Se considera que el aceite de madera de cedro es uno de los primeros aceites esenciales que se conocieron y todavía en nuestros días se utiliza en la medicina tradicional tibetana. A los hombres les gusta más que los aromas florales de otros aceites esenciales, debido a su suave fragancia a maderas.

USO: La madera de cedro tiene propiedades astringentes y antisépticas, lo que lo hace muy útil para una gran gama de padecimientos cutáneos, en especial aquellas que producen comezón, también es excelente para el tratamiento de infecciones por hongos. Este aceite es cálido, estimulante y actúa como tónico para todo el cuerpo, ayuda a mejorar la circulación y disminuye los dolores artríticos y el reumatismo. Es sedante del sistema nervioso, ya que ayuda a relajar la tensión e incrementa la confianza. La madera de cedro también se considera un afrodisíaco, por lo que es una buena elección para dar un masaje sensual.

PRECAUCIONES: No se utilice durante el embarazo, cuando se esté amamantando y no se emplee para los bebés ni los niños pequeños. Puede ocasionar irritación en algunas pieles, por lo que se debe aplicar un poco de aceite diluido para hacer una prueba y esperar para confirmar que no haya ninguna reacción. Antes de comprarlo, revise el nombre botánico que viene en la etiqueta pues hay diversas variedades.

Incienso (*Boswellia carteri*)

Este aceite de color amarillo pálido o verdoso que se extrae de la resina de varias especies del género *boswellia*, tiene un aroma a maderas, es cálido, rico y dulce. El incienso es uno de los tres regalos que los Reyes Magos le presentaron al Niño Jesús como señal de reverencia. Era tan altamente apreciado en aquel tiempo que se le consideraba casi tan valioso como el oro.

USO: El incienso es adecuado para todo tipo de piel, pero en especial tiene propiedades humectantes y emolientes si se utiliza en pieles secas o maduras. Este aceite esencial se añade a las cremas y aceites para masaje porque favorece la relajación y alivia el letargo mental y físico. Se le atribuye la facultad de inducir una respiración profunda y lenta y con frecuencia se utiliza durante la meditación para estimular la concentración del pensamiento. Los hombres tienen buena aceptación del incienso.

PRECAUCIONES: Por lo general se tolera bien. Consulte a un experto clínico en aromaterapia respecto a su uso en el embarazo o cuando se esté amamantando y no debe emplearse en bebés ni en niños.

Geranio (*Pelargonium graveolens*)

Este aceite de color verde claro se extrae de las hojas de la planta de maceteros de ventana que por lo general se cultiva para alejar a los espíritus malignos. Es un aceite para masajes muy versátil y conocido. Su esencia floral refrescante, parecida a la de rosas, se aprecia mejor cuando se diluye con un aceite catalítico o crema base.

USO: El geranio tiene un efecto equilibrante en las glándulas sebáceas, lo que lo hace útil para todo tipo de piel, en especial la muy seca o la muy grasosa. Se considera que el aceite de geranio estimula la circulación de la sangre en todo el cuerpo e impulsa al sistema linfático para que pueda eliminar con mayor rapidez las toxinas y el exceso de líquidos. Se debe mezclar con un aceite catalítico para dar masaje en las manos y los pies de aquellos que padecen de una circulación deficiente y de rigidez en las coyunturas. También es un tónico estimulante que ayuda a levantar el ánimo y a sosegar una mente hiperactiva.

PRECAUCIONES: Puede irritar la piel muy delicada. Aplique un poco de aceite diluido para hacer una prueba y espere para confirmar que no haya ninguna reacción. Consulte a un experto clínico en aromaterapia respecto a su uso en el embarazo o cuando se esté amamantando y no lo emplee en bebés ni en niños pequeños sin antes consultar.

Lavanda (*lavendula angustifolio*)

Este aceite se extrae de la corola fresca de la planta. Es de color amarillo claro con un aroma floral ligero. El nombre se deriva de la palabra latina "lavare" que significa "lavar". En tiempos de los Tudor las mujeres esparcían lavanda sobre el piso para limpiar y desodorizar las habitaciones.

USO: La lavanda es una buena selección cuando empiezas a usar los aceites esenciales puros. En realidad, es tan versátil que tal vez sea el único que necesites. Se puede combinar con aceite de almendras dulces para dar masa-

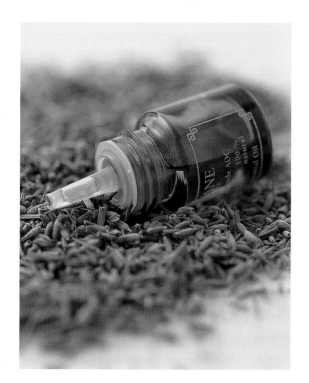

Mandarina (*Citrus reticulata*)

Este aceite suave pero vigorizante es de color amarillo oro con un aroma cítrico y delicado que mejora el ánimo. Se extrae de la cáscara del fruto del mandarino, que es originario de China. El fruto era un regalo tradicional que se ofrecía a los mandarines de China, de ahí el nombre.

USO: El aceite de mandarina es útil cuando se da masaje a personas de edad avanzada o débiles, ya que funciona de forma suave pero eficaz para equilibrar la mente y el cuerpo. Actúa como tónico estimulante leve, favorece la circulación y la eliminación linfática, también actúa como sedante moderado para reducir el estrés y la tensión. Su aroma afrutado proporciona una sensación de jovialidad, que puede mitigar la soledad y elevar el espíritu. Es adecuado para todo tipo de piel y por lo general se utiliza en preparaciones para el cuidado de la piel grasosa y para ayudar a sanar heridas y prevenir las cicatrices.

PRECAUCIONES: Por lo general se tolera bien, aunque puede ser un poco fototóxico (sensibiliza la piel para los rayos solares). Se debe esperar por lo menos una hora después de un masaje antes de exponer la piel a la luz solar fuerte o a rayos ultravioleta. Se le considera seguro durante el embarazo cuando se mezcla con un aceite base

jes de todo tipo, ya que puede utilizarse en la mayoría de las personas y en casi toda ocasión. La lavanda es un acondicionador para todo tipo de piel y ayuda al proceso de curación de algunas afecciones. Tiene cualidades analgésicas que lo hacen muy útil en padecimientos como la artritis. La lavanda es tan suave que se puede emplear directamente sobre la piel, sin embargo es conveniente primero consultar a un experto clínico en aromaterapia. También actúa como antiséptico, por lo que se puede usar para tratar quemaduras, picaduras y mordeduras. Es un sedante natural, por lo que con frecuencia se utiliza para aliviar el insomnio y favorecer un sueño tranquilo. La lavanda ayuda a inducir sensaciones de paz, satisfacción y tranquilidad.

PRECAUCIONES: Por lo general se tolera bien, aunque a determinadas personas no les agrada el aroma. No se utilice en los tres primeros meses de embarazo. Puede ser benéfico en el trabajo de parto y en niños pequeños, sin embargo, es preciso consultar a un experto clínico en aromaterapia durante el embarazo o cuando se esté amamantando y para su uso en bebés y en niños.

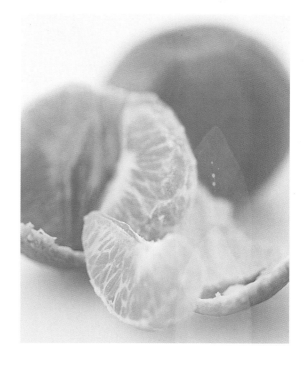

para dar masaje a manos y pies adoloridos. Sin embargo, siempre consulte a un aroma-terapeuta calificado durante el embarazo o cuando se esté amamantando y para su uso en bebés y en niños.

Menta (Mentha piperata)

Este aceite con aroma a menta se extrae de la misma planta herbácea que crece en muchos de los jardines del Reino Unido. Es de color amarillo claro o verdoso, se le asocia de forma tradicional con la luminosidad y limpieza.

USO: Calmante y refrescante, el aceite de menta es un ingrediente muy conocido entre los aceites y cremas para masaje por su efecto refrescante y revitalizador en pies cansados. Es eficaz para calmar dolores musculares y para mitigar la fatiga. El aroma fuerte y fresco del aceite de menta puede ayudar a disminuir el cansancio e inducir claridad de pensamiento cuando la mente está confusa.

PRECAUCIONES: Se debe utilizar con moderación, una gota por cada 30 mililitros (seis cucharaditas) de aceite o por 150 gramos de crema. Puede ocasionar irritación ligera en las pieles sensibles. Aplique un poco de aceite diluido para hacer una prueba y espere para confirmar que no haya ninguna reacción. No se emplee junto con medicamentos homeopáticos y almacénese lejos de estos, ya que puede contrarrestar sus beneficios. No se utilice por la noche ya que puede perturbar el sueño. Evite usarlo con demasiada frecuencia. No lo emplee durante el embarazo o cuando se esté amamantando, ni en bebés o niños.

Manzanilla romana (*Anthemis nobilis*)

Este aceite de color amarillo pálido tiene un aroma dulce y ligeramente afrutado. Se extrae del centro de la flor parecida a la margarita, es una planta herbácea perenne. Desde hace mucho tiempo, la manzanilla es famosa por sus propiedades medicinales y cosméticas. Los antiguos egipcios la valoraban tanto que la consideraban sagrada y la dedicaron a Ra, el dios solar.

USO: Cuando se utiliza de manera adecuada, la manzanilla romana es un aceite suave y calmante que es muy útil para la piel seca, enrojecida y sensible. Con frecuencia se usa para tratar afecciones de la piel que producen comezón, en especial las que tienen un origen en el estrés. Es muy eficaz cuando se mezcla con otros aceites y cremas para dar masaje en casos de dolores musculares ligeros, también sirve para mitigar el dolor e inflamación de afecciones en las articulaciones tales como la artritis. La manzanilla romana tiene un efecto calmante en la mente y en el cuerpo y es benéfica para desórdenes relacionados con el estrés. Utilícela al final de un día

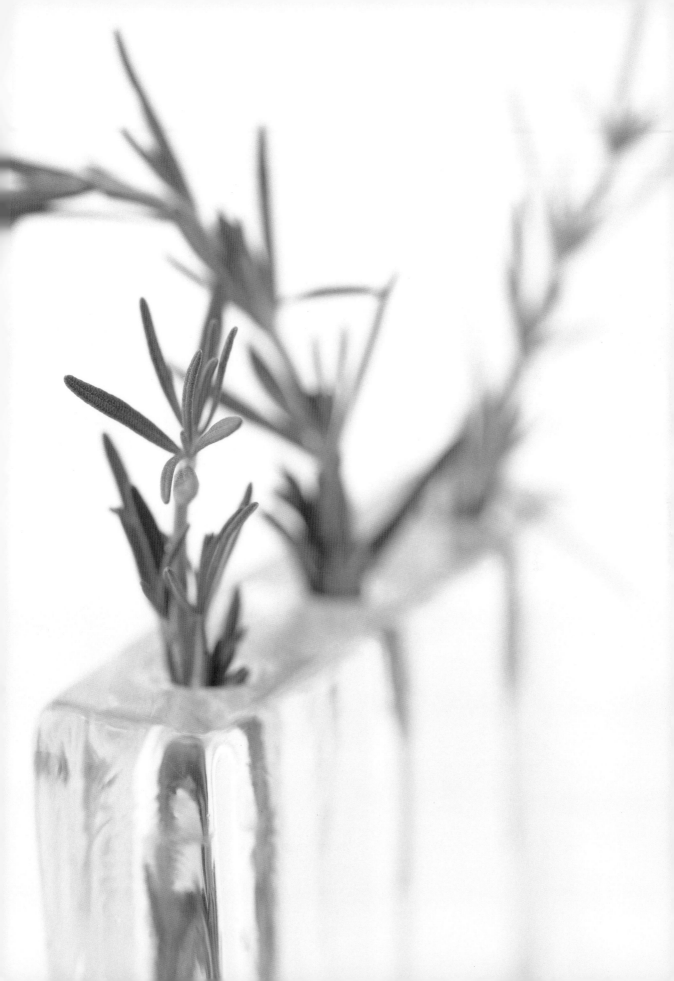

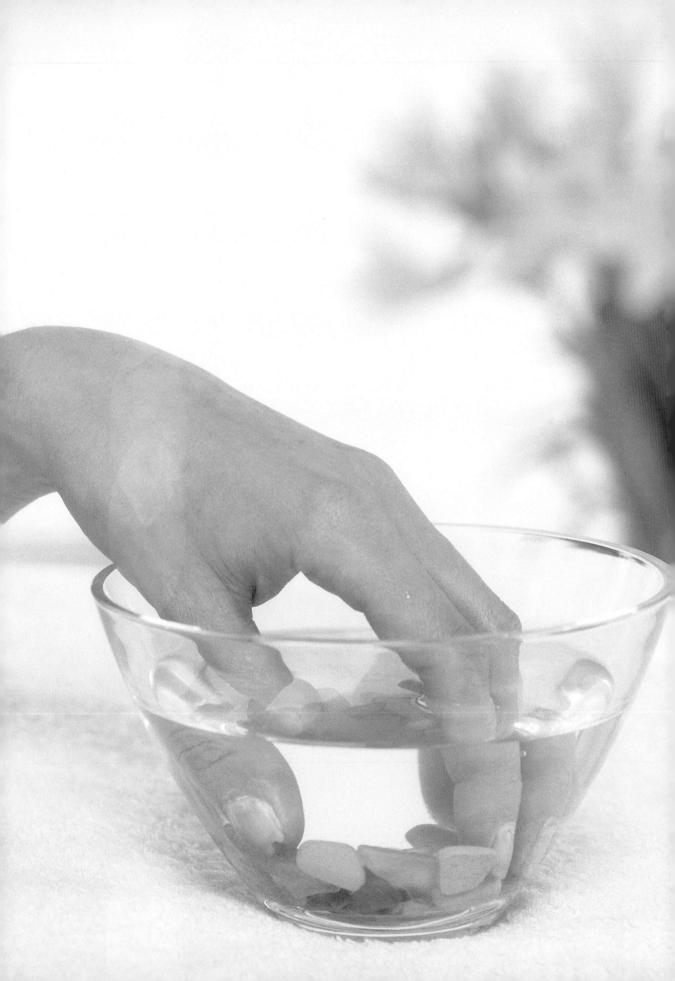

largo y cansado para alivianar las ansiedades, las dudas y las preocupaciones.

PRECAUCIONES: Se debe utilizar con moderación, una gota por cada 30 mililitros (seis cucharaditas) de aceite o por 150 gramos de crema. Puede ocasionar irritación ligera en las pieles sensibles. Aplique en la piel un poco de aceite diluido para hacer una prueba y espere para confirmar que no haya ninguna reacción. Puede ser un aceite muy benéfico al añadirlo a alguna mezcla para masaje con el fin de tranquilizar a niños irritables e inquietos, sin embargo, siempre consulte a un experto clínico en aromaterapia respecto a su uso en el embarazo o cuando se esté amamantando y para utilizarlo en bebés o niños pequeños.

Romero (*Rosmarinus officinalis*)

Este aceite transparente o amarillo pálido se extrae de las flores frescas o de las hojas de este arbusto siempre verde que tiene un aroma fuerte a madera. A la planta se le atribuye el poder mitigar la fatiga mental y el mejorar la agudeza mental. Los antiguos griegos ponían varitas de romero en su cabello para mejorar su concentración durante los exámenes. Ofelia en *Hamlet* de Shakespeare se refiere a esos poderes cuando dice: "Ahí está el romero, que sirve para recordar."

USO: El romero puede ayudar a calmar los dolores y la fatiga. Añádelo a tu aceite o crema para masaje cuando lo des a personas con artritis, reumatismo y manos y pies fatigados. Es un aceite vigorizante y energizante que fortalece la mente y estimula la circulación de la sangre, por lo que es útil para dar masaje a los sabañones. El romero es favorable para todo tipo de piel y tiene una larga trayectoria en su cuidado. Es un ingrediente de la verdadera agua de colonia.

PRECAUCIONES: Puede irritar la piel sensible. Aplique un poco de aceite diluido para hacer una prueba y espere para confirmar que no haya ninguna reacción. No debe utilizarse en el embarazo o cuando se esté amamantando, ni en bebés o niños.

Árbol del té (*Melaleuca alternifolia*)

No debe confundirse con la bebida tradicional británica, el aceite del árbol del té se extrae de las hojas y las varitas de un árbol pequeño o arbusto que pertenece a la misma familia del aromático eucalipto. Es un aceite de color entre amarillo pálido y verdoso con un fuerte olor a medicina que actúa con rapidez y eficacia para aliviar una amplia gama de afecciones. En realidad, es uno de los pocos aceites esenciales que han pasado por estudios clínicos extensos respecto a sus cualidades terapéuticas.

USO: Al aceite del árbol del té se le conoce en especial por sus atributos contra las infecciones y se ha demostrado que es excelente contra las bacterias, los hongos y los virus. Es un aceite estimulante y vigorizante que ayuda a fortalecer el sistema inmunológico para que pueda responder con más eficacia a la infección. Se incluyó en los botiquines tropicales de primeros auxilios durante la Segunda Guerra Mundial para ayudar a combatir las enfermedades. El aceite de árbol del té es tan suave que puede emplearse directamente sobre la piel, sin embargo consulte primero con un experto clínico en aromaterapia. Es eficaz en el tratamiento del pie de atleta, las verrugas, los sabañones, las ampollas, las cortadas y las mordeduras. También es benéfico para calmar el dolor de pies y muñecas. Si eres susceptible al aceite del árbol del té, una alternativa es el Niaouli (*Melaleuca viridiflora*), que es de la misma familia de esta planta y tiene propiedades semejantes.

PRECAUCIONES: Generalmente se tolera bien pero algunas personas pueden ser susceptibles. Aplique en la piel un poco de aceite diluido para hacer una prueba y espere para confirmar que no haya ninguna reacción. Consulte a un experto clínico en aromaterapia respecto a su uso en el embarazo o cuando se esté amamantando y no lo emplee en bebés ni en niños pequeños.

Consiente a tus pies

Remoja las manos o los pies en un recipiente a medio llenar con agua tibia. Añade tres gotas de algún aceite esencial adecuado como el de menta, para revitalizar; de lavanda, para relajar; de geranio, para favorecer la circulación; o del árbol del té para desodorizar y combatir una infección por hongos. Remoja las manos o los pies durante unos cinco minutos, nunca por más tiempo o se empezará a perturbar el equilibrio de los aceites naturales protectores de la piel. ¡Disfruta de sus beneficios!

El masaje es un instinto esencial de la crianza.

También se ha descrito como una de las formas

de sanación más antiguas.

Preparación
4 para dar un Masaje

Desde los tiempos arcaicos, los habitantes de todo el mundo han utilizado, en su vida cotidiana, el poder natural terapéutico del tacto. Una vez que hayas aprendido unas cuantas técnicas, podrás utilizar tus aptitudes naturales para dar un masaje seguro y eficaz de manos o pies a tus familiares y amigos.

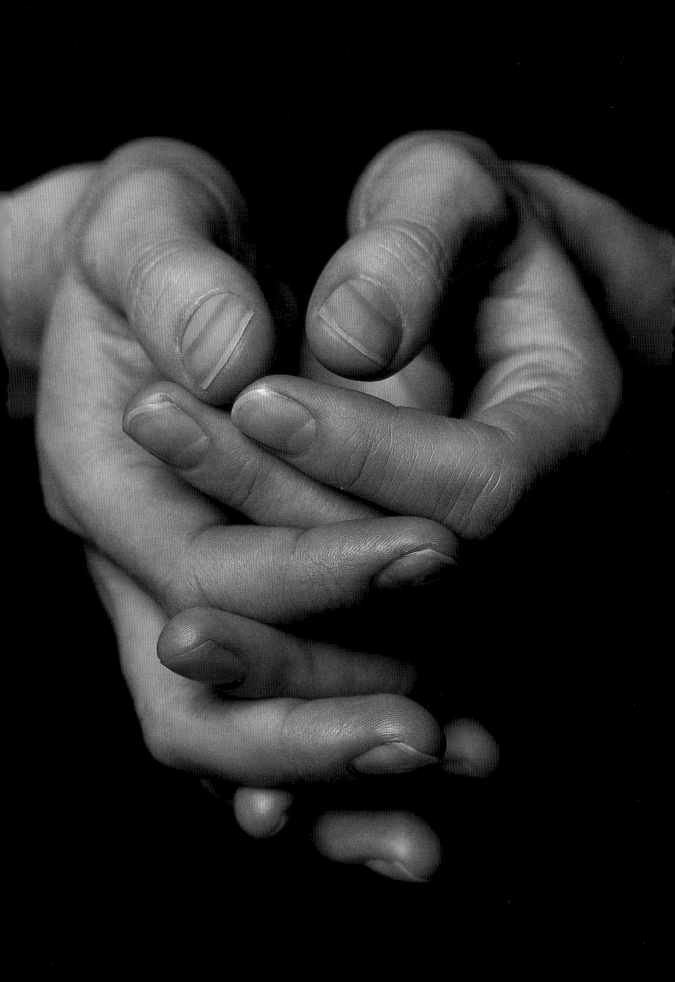

Técnicas de masaje para manos y pies

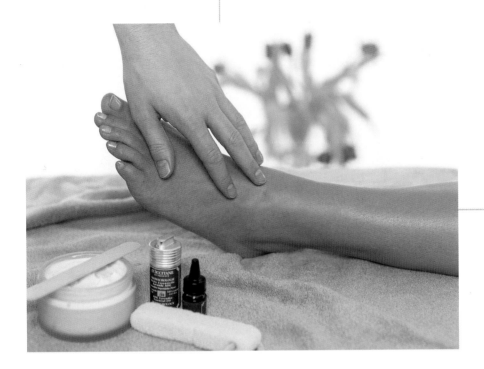

El masaje de cualquier tipo se puede clasificar como la manipulación de los tejidos más suaves del cuerpo: la piel, el tejido adiposo, los músculos y el tejido conjuntivo como los tendones y ligamentos. Incluye una serie de movimientos que se realizan con las manos. Cada movimiento se aplica de manera especial con el objetivo de que tenga un efecto terapéutico específico sobre el área a la que se administra el masaje. Como escribió Hipócrates alrededor de los años 460-375 a.C., "La fricción puede tensar una articulación que esté demasiado suelta y también aflojar una articulación que esté demasiado rígida". El masaje puede ser estimulante o sedante. Se puede aplicar con suavidad o de manera vigorosa. Así que, antes de comenzar, es necesario conocer los efectos y beneficios de las diferentes "fricciones" o movimientos de un masaje. Los principales movimientos que se utilizan para dar masaje a la mano o al pie son: la fricción suave, el "effleurage" (frotación suave y profunda a lo largo de un área específica), la presión leve y el golpeteo ligero.

Masaje o fricción suave

Las manos y los pies están altamente dotados con terminaciones nerviosas sensoriales que responden al tacto, envían señales al cerebro y tienen influencia sobre la forma de sentir, tanto mental como físicamente. El impacto eficaz de la frotación demuestra que el contacto no tiene que ser demasiado profundo para ser benéfico. La frotación suave, al enviar ondas de placer a través del cuerpo, ayuda a mitigar y a calmar los nervios sensoriales. Tiene un efecto un tanto soporífico y se puede utilizar en cualquier momento del masaje para ayudar a que la persona que lo recibe se relaje y se sienta más segura. La frotación más rápida y energética es vigorizante y revitalizadora y es una forma maravillosa de estimular la circulación para calentar las extremidades cuando hace frío.

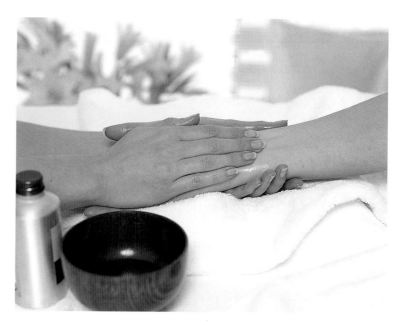

Un masaje de mano o de pie empieza con una frotación suave para esparcir el aceite o la crema y para familiarizarse, tanto el que da el masaje como el que lo recibe, por medio de una percepción del contacto de piel a piel. Se utiliza para tranquilizar y relajar entre movimientos más vigorosos, y también al final del masaje para dirigirlo a una conclusión relajante. La frotación suave es un movimiento deslizante lento, sutil y superficial, las manos y los dedos deben estar flexibles y ligeramente ahuecadas para que puedan amoldarse de manera natural a las curvaturas de la parte a la que se masajea. Es una acción suave, rítmica y repetitiva que es benéfica tanto para quien da el masaje como para quien lo recibe. En efecto, algunos estudios demuestran que el frotar con suavidad a una mascota, es una forma muy efectiva de reducir los niveles de estrés y mejorar el bienestar general y el dar un masaje puede ser una experiencia igualmente compensadora.

El acariciar con la delicadeza de una pluma es una forma de frotación suave que tiene un efecto calmante casi instantáneo en las terminaciones nerviosas sensoriales. Se puede utilizar en cualquier momento entre los diversos movimientos y con frecuencia se emplea como una frotación final para concluir el masaje. Es en especial benéfica cuando se da masaje a una persona de edad avanzada, débil o perturbada y es también muy eficaz en los bebés.

Utiliza la punta de los dedos para frotar con mucha suavidad y delicadeza la piel, como si estuvieras dando un masaje con una pluma. Pierde el contacto de manera sumamente lenta después de cada frotación de tal manera que tus manos floten con suavidad al retirarlas.

"Effleurage" (frotación suave y profunda a lo largo de un área específica)

Este movimiento es la base de cualquier masaje. La palabra se deriva del vocablo francés "effleurer", que significa "rozar o deslizar". Es semejante al movimiento de frotación, pero un poco más firme y fluido. El "effleurage" lento con presión moderada, fluye de manera natural de la frotación suave y ayuda a preparar el área para movimientos subsecuentes más profundos. Una vez que los tejidos blandos empiezan a relajarse, se puede decidir utilizar frotaciones más energizantes, más rápidas y con presión más profunda. El "effleurage" es un movimiento de enlace útil entre las diversas frotaciones. Si no se está seguro del siguiente movimiento, ensaya con unas frotaciones aisladas de "effleurage".

Los movimientos del "effleurage" por lo general se dirigen hacia el corazón, lo que ayuda a que fluya por las venas la sangre no oxigenada y el contenido linfático y pueda volver al corazón. Los sistemas venosos y linfáticos se impulsan por los movimientos de los músculos y es por eso que tienden a volverse lentos, en especial cuando envejecemos y estamos menos activos. La presión que se ejerce en este masaje debe ser más firme en la fricción ascendente, el movimiento descendente debe ser suave. Se debe utilizar la parte plana de las manos o las yemas de los dedos o pulgares según sea necesario. Las muñecas y las manos deben mantenerse flexibles y deben deslizarse en una secuencia prolongada y continua. El contacto con quien recibe el masaje debe ser constante en todo momento.

Presión leve semejante a la acción de amasar

Este movimiento es un poco más profundo que el del "effleurage", porque se emplea en áreas más carnosas. Las manos no sólo se deslizan sobre la superficie de la piel sino que presionan a mayor profundidad para que se pueda percibir cuando la piel se moviliza hacia los tejidos blandos que se encuentran debajo, con el fin de detectar y relajar las áreas específicas de tensión.

La acción es semejante a la que hace al amasar una pasta. Las manos deben estar relajadas y flexibles mientras se manejan los tejidos blandos, se separan de las estructuras

nota

No te preocupes si al principio te sientes torpe. En lugar de tratar de hacer cada movimiento técnicamente correcto, concéntrate en dar el masaje con cuidado y afecto para que la persona que lo recibe se sienta relajada, atendida y segura. Con la práctica, tu masaje fluirá de manera libre y suave.

sugerencia

Practica los diferentes movimientos en ti misma para sentir el efecto de las variantes en velocidad y presión de los golpecitos.

básicas, se presionan y después se permite que descansen. El movimiento es lento y rítmico con una presión profunda pero confortable. Las yemas de los dedos o pulgares se desplazan en un movimiento circular y en la parte superior del círculo se aumenta la presión para disminuirla en la parte inferior. Una vez que se ha completado el círculo, se mueve la mano con suavidad hacia la siguiente área para que no se pierda el contacto y el ritmo. Se debe tener cuidado de no comprimir o trabajar demasiado una sola zona ya que esto puede ocasionar molestias.

Este tipo de masaje parecido a la acción de amasar es muy eficaz para mitigar el dolor, la tensión y la rigidez que con frecuencia se siente en las manos y en los pies. Es un movimiento de liberación excelente para músculos tensos y coyunturas adoloridas y tiene un efecto positivo en la estimulación de la circulación sanguínea y linfática. La compresión rítmica y la relajación de tus manos actúa como una bomba que favorece el flujo de retorno hacia el corazón y la velocidad del flujo linfático hacia los nódulos linfáticos que deben limpiarse y filtrarse. Sin embargo, como origina mucho calor, no aplique este tipo de masaje sobre articulaciones artríticas, dolorosas, acaloradas o inflamadas.

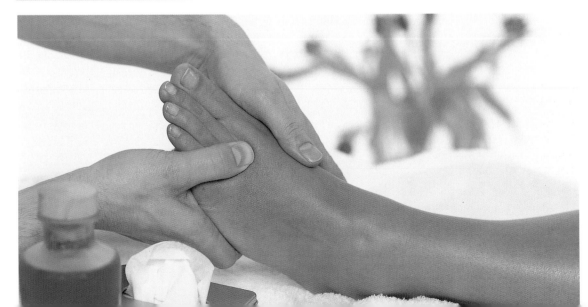

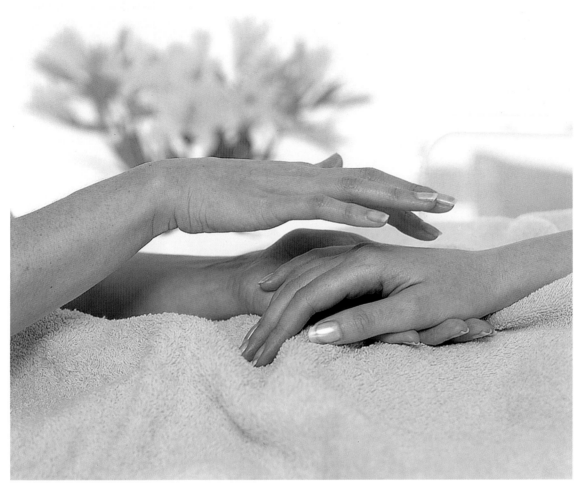

Golpeteo ligero

Este es un movimiento vigorizante que fortalece los músculos flácidos, calienta el área y estimula las terminaciones nerviosas sensoriales. Juega un papel importante en una rutina para fortificar y para favorecer la circulación, pero no debe utilizarse cuando se da masaje a bebés, a niños pequeños, a personas de edad avanzada, artríticas o débiles, ya que puede resultar demasiado enérgica. Este tipo de masaje requiere golpetear la piel y soltarla en la misma forma rápida y rítmica como lo hacen los instrumentos de percusión de una orquesta. Las muñecas se deben mantener flexibles y utilizar las manos o los dedos para golpetear la piel con un movimiento ligero y elástico. Las manos o los dedos deben rebotar al momento de hacer contacto con la piel. Es mejor empezar y terminar cada secuencia de golpeteo con una presión más ligera para evitar un impacto abrupto. No deben hacerse movimientos de golpeteo sino hasta que el área se haya calentado y esté preparada para los movimientos de golpeteo o "effleurage". Después de esto, los golpeteos deben ser suaves a fin de sedar las terminaciones nerviosas sensoriales y ayudar a que cualquier exceso de sangre o fluido linfático regrese al corazón.

Forma de dar un masaje seguro

Por lo general, el masaje de pies y manos se considera una terapia segura y no agresiva que es apropiada para la mayoría de las personas. En realidad, con frecuencia se da en los hospitales, asilos y casas de descanso, ya que es muy reconfortante para las personas de edad avanzada, y para las que están débiles o enfermas. Sin embargo, es importante no lanzarse a la acción sin antes tomar conciencia de las pautas que se deben seguir antes, durante y después de un masaje, lo que asegurará que su compañera disfrutará al máximo los beneficios de una masaje de manos o pies.

Cuándo se debe dar un masaje con sumo cuidado

Es probable que el masaje proporcione muchos beneficios a la mayoría de las personas. Sin embargo, antes de empezar a darlo, es esencial asignar un tiempo para discutir algunos temas o dudas relacionados con la salud. Es preciso que conozca el estado de salud de su compañera de masaje para que pueda estar preparada para cualquier problema que pueda surgir durante la sesión y la forma en que debe manejarlo. También debe estar consciente de que en algunas ocasiones no es aconsejable dar masaje en manos o pies, o de que hay circunstancias en que se debe mostrar sensibilidad y dar el masaje con sumo cuidado. Si el masaje de pies no es lo conveniente, ofrezca un masaje de manos y viceversa.

- Consulte al médico correspondiente si quien recibe el masaje tiene una afección o enfermedad crónica, como un problema cardiaco serio, algún edema (hinchazón patológica de tejidos subcutáneos por infiltración de líquido seroso), epilepsia o diabetes.

- No dé masaje de pies si su compañera tiene un historial reciente de trombosis (coágulos en una arteria o vena) o embolia (bloqueo en una arteria). Existe el peligro de que el masaje favorezca el rompimiento del coágulo y se introduzca en el torrente sanguíneo. Un masaje ligero de manos es adecuado y por lo general benéfico.

- No dé masaje a manos o pies que muestren señales de alguna afección contagiosa o infecciosa en la piel o en las uñas, tales como hongos en las uñas o pie de atleta (véase el Capítulo Nueve). El masaje lo puede irritar y/o diseminarlo. También existe el riesgo de que usted se contagie de la enfermedad. Se puede dar un masaje en piel muy seca o con urticaria, siempre y cuando no haya heridas abiertas y la afección no sea contagiosa.

- No debe darse masaje cuando hay tejido en vías de cicatrización o después de una cirugía reciente en esas áreas, ya que podría obstaculizar el proceso de curación.

- Evite dar masaje directo sobre verrugas, lunares, contusiones, erupciones, cortaduras abiertas, piel lastimada, ampollas, mordeduras, piquetes, protuberancias de origen desconocido, golpes y áreas quemadas por el sol. Si es posible, cúbranse con un parche pequeño, y dé un masaje ligero alrededor para favorecer el proceso curativo natural. También debe cubrirse cualquier cortada o erupción que tenga en sus propias manos para reducir el riesgo de una infección cruzada.

- Las venas varicosas deben manejarse con mucho cuidado. Pase las manos de manera ligera sobre las venas sin ejercer ninguna presión.

- No dé masajes directos sobre ninguna lesión, luxación o huesos frágiles. Evite las articulaciones inflamadas ya que el masaje origina calor y puede agravar la afección. No trate de moldear los dedos de los pies con malformaciones, aplique el masaje sólo a su alrededor.

nota

Si tienes alguna duda, no proporciones el tratamiento. Confía en tu intuición y aplaza el masaje hasta que hayas hecho una consulta profesional o hasta que estés segura de que la afección ha desaparecido por completo.

- Normalmente el masaje no se recomienda para nadie que tenga una temperatura alta. Por lo general, esto indica que el cuerpo está utilizando sus mecanismos de defensa para contrarrestar alguna infección. El masaje puede interferir con el proceso natural de curación y también existe el riesgo de que te contagies.
- Aplaza el masaje si tú o quien lo recibe se sienten indispuestas o tienen nauseas.
- Ten cuidado durante el embarazo (véase la página 91), en especial durante los tres primeros meses. Mantén los movimientos ligeros y suaves (evita dar masaje en el abdomen). No utilices aceites esenciales puros durante el embarazo o si se está amamantando sin antes consultar con un experto clínico en aromaterapia. Pon especial cuidado cuando des masajes de pies a personas con circulación deficiente o con historial de úlceras en las piernas. El masaje puede ser benéfico pero es imperioso no dañar o irritar la piel.

nota

Tus manos deben estar bien coordinadas y flexibles para realizar, de manera eficaz, la variedad de movimientos propios de un masaje, así que procura hacer diariamente algunos ejercicios de movilidad (véanse las páginas 16-19). Las manos rígidas y tensas no pueden dar un masaje fluido y pueden ocasionar dolor o molestias.

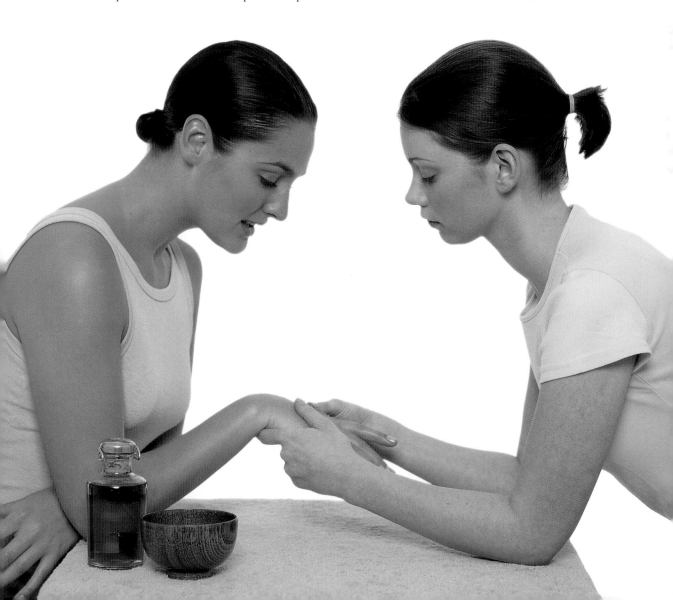

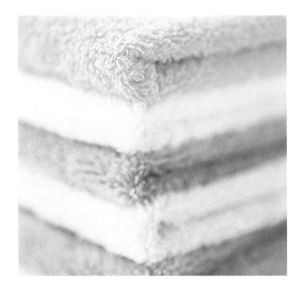

Durante el masaje

Quien recibe el masaje puede experimentar una serie de reacciones en el proceso y tomar por sorpresa a ambas. Así que debes estar preparada y saber cómo reaccionar.

- Algunas personas sienten que un masaje en manos y pies les puede ocasionar cosquillas. Si alguna área es susceptible, trata de dar un masaje más lento y firme. Es posible que sea una señal de que tu compañera de masaje se sienta un poco tensa, insegura o nerviosa con respecto al masaje, lo que es comprensible cuando se experimenta algo nuevo. Pídele que respire profundamente varias veces y que libere la ansiedad.

- Es posible que las personas se sientan somnolientas durante el masaje. Esto es indicio de que su cuerpo necesita dormir, así que diles que no luchen para evitarlo. Asegúrate de que su cabeza y su cuerpo estén bien apoyados y continúa, como de costumbre, con el masaje. Despiértalas con suavidad cuando termine el masaje y dales tiempo para volver a organizar sus pensamientos.

- En algunas circunstancias, el recibir un masaje sedante y cuidadoso, ayuda a liberar bloqueos emocionales y tu compañera de masaje puede empezar a expresar temor, ansiedad o tristeza. Debes estar preparada para prestar atención sin interferir o juzgar. Todo lo que puedes hacer es escuchar y expresar interés. Muestra sensibilidad ante el estado de ánimo y pregúntale a quien recibe el masaje si desea continuar o detenerse y platicar. Si das masajes en un ambiente profesional de cuidados a

la salud, es aconsejable que aprendas un poco más sobre técnicas para saber escuchar.

- Algunas personas, de repente, se sienten acaloradas, ruborizadas o con sensación de hormigueos conforme va en aumento la circulación sanguínea que va hacia las extremidades. Otras sienten frío y escalofríos conforme baja la temperatura de su cuerpo y por lo general se incrementa en ellas una sensación de relajación. Debes estar consciente de su lenguaje corporal y prepararte para cubrir sus necesidades. Baja la calefacción de la habitación o facilítales un cobertor que las caliente. Si tu compañera de masaje se siente aturdida o mareada, ofrécele un vaso con agua y sugiérele que descanse un poco antes de proseguir.

- Toma conciencia de cualquier tensión que se presente en las manos o pies de quien recibe el masaje mientras que lo aplicas. Algunas personas tienen dificultad para relajarse, por lo que es posible que necesiten que les des, con amabilidad, algunas recomendaciones para que se calmen y disfruten los beneficios del masaje. Si sólo les dices que "se relajen" no ayudará, proporciona algunos golpecitos suaves y reconfortantes propios de un masaje y sugiéreles que respiren profundamente. Muchas personas responden bien ante visualizaciones, que en realidad son formas sutiles de soñar despiertas. Sugiérele a tu compañera de masaje que se imagine que están en un lugar muy agradable y que tenga asociaciones positivas, como una playa, o tal vez un claro hermoso en un bosque. Anímala a que se quede algunos minutos en ese lugar y use sus sentidos para recrear un sentimiento de gozo "al estar ahí", tanto física como mentalmente.

- La intensidad de la presión, ya sea demasiado ligera o demasiado profunda, puede ocasionar molestias. Pregúntale a tu compañera de masaje cómo se siente y ten especial cuidado con personas de edad avanzada y con niños. Un masaje nunca debe causar dolor. Solicita a la persona que lo recibe que te indique de inmediato si advierte que algún movimiento le es incómodo o desagradable. Se puede suspender y continuar con otro movimiento. Observa el lenguaje corporal de quien recibe el masaje, pon atención ante cualquier contorsión, sobresalto o quejido que pueda ser señal de incomodidad.

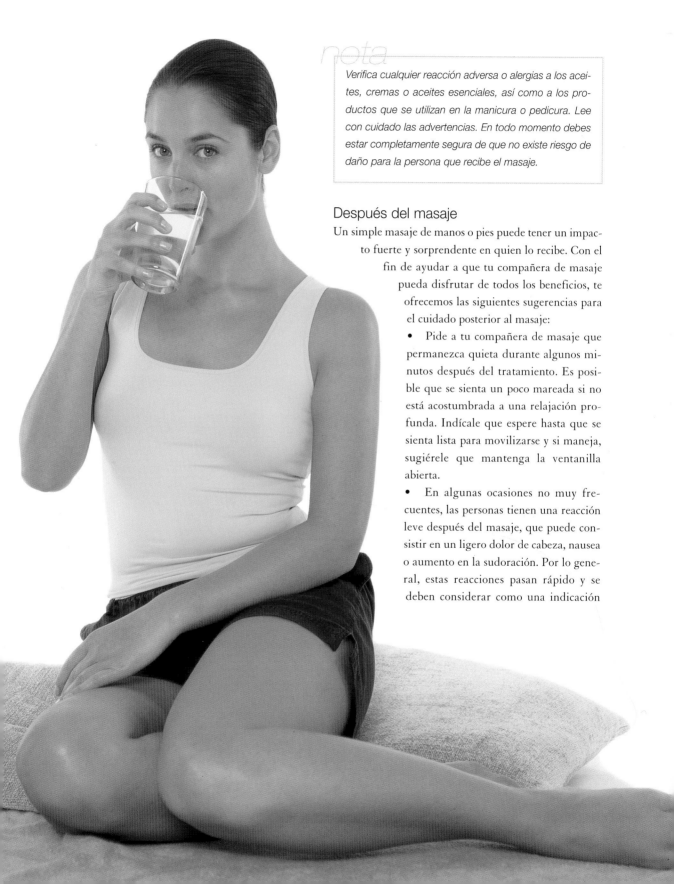

nota

Verifica cualquier reacción adversa o alergias a los acei-
tes, cremas o aceites esenciales, así como a los pro-
ductos que se utilizan en la manicura o pedicura. Lee
con cuidado las advertencias. En todo momento debes
estar completamente segura de que no existe riesgo de
daño para la persona que recibe el masaje.

Después del masaje

Un simple masaje de manos o pies puede tener un impacto fuerte y sorprendente en quien lo recibe. Con el
fin de ayudar a que tu compañera de masaje
pueda disfrutar de todos los beneficios, te
ofrecemos las siguientes sugerencias para
el cuidado posterior al masaje:

• Pide a tu compañera de masaje que
permanezca quieta durante algunos minutos después del tratamiento. Es posible que se sienta un poco mareada si no
está acostumbrada a una relajación profunda. Indícale que espere hasta que se
sienta lista para movilizarse y si maneja,
sugiérele que mantenga la ventanilla
abierta.

• En algunas ocasiones no muy fre-
cuentes, las personas tienen una reacción
leve después del masaje, que puede con-
sistir en un ligero dolor de cabeza, nausea
o aumento en la sudoración. Por lo general, estas reacciones pasan rápido y se
deben considerar como una indicación

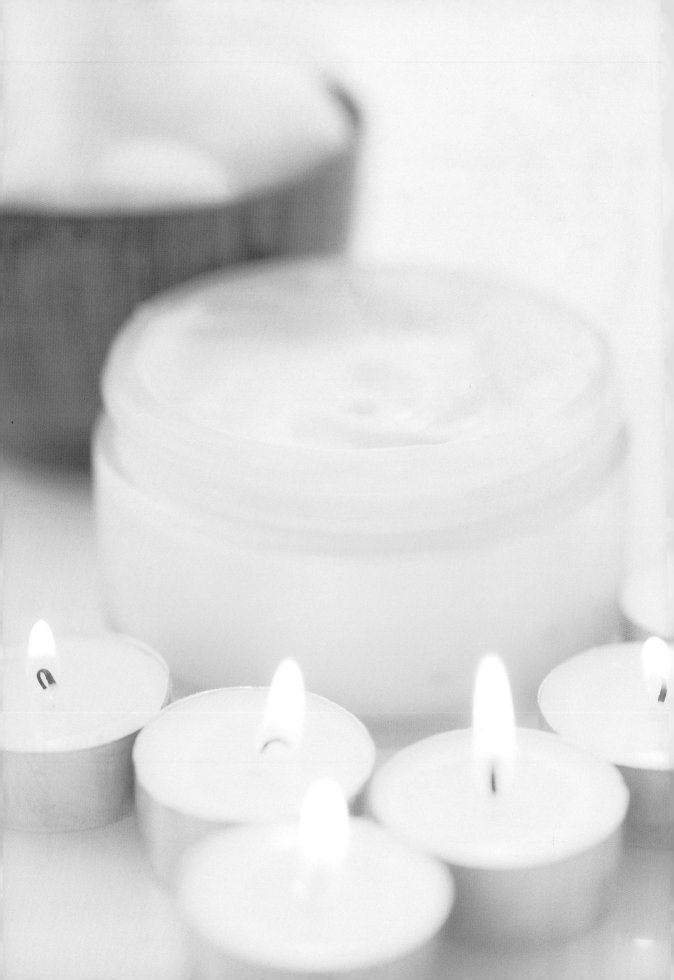

positiva de que el cuerpo se está volviendo a equilibrar y a purificar.

- Aconséjale que tome bastante agua y té herbal para acelerar la eliminación de las toxinas del cuerpo. También debe disminuir la ingesta de té negro, café y refrescos de cola, que actúan como diuréticos y por lo mismo aumentan la eliminación de orina, además debe evitar fumar o ingerir bebidas alcohólicas por lo menos durante doce horas.

- Se deben evitar las comidas pesadas después e inmediatamente antes de recibir un masaje. Las demandas de la digestión desvían la energía del proceso curativo natural. Es mejor tomar algún refrigerio ligero o un poco de fruta fresca.

Prepara el escenario

Cuando des un masaje relajante de pies y manos, es importante hacer el esfuerzo por crear el ambiente adecuado. Aunque es posible ofrecer un masaje casi en cualquier lugar, la atención a los pequeños detalles puede transformar un simple masaje en una experiencia inolvidable de verdadero placer. Tú también cosecharás tus frutos. El dar un masaje en un ambiente cálido y tranquilo puede ser una vivencia relajante, revitalizadora e increíblemente gratificante.

Designa un tiempo específico

No des un masaje si te sientes cansada, con prisa o de mal humor, ya que ambas acabarán sintiéndose más agobiadas. Cerciórate de que tienes el tiempo necesario para concentrarte de lleno en el masaje que darás y en las necesidades de quien lo recibe. Si es necesario, asegúrale a tu compañera de masaje que no tienes ningún otro pen-

diente y que te da mucho gusto poder darle el masaje. Tal vez sea buena idea tener un reloj que puedas programar por un tiempo límite, digamos unos 20 minutos, para que así ambas sepan qué esperar y no se preocupen de que la siguiente cita pudiera retrasarse. Escoge la hora más favorable del día, como al atardecer, para que la persona que recibe el masaje pueda descansar al terminarlo.

Crea privacidad

Dependiendo de las circunstancias, cierra la puerta, enciende la contestadora telefónica, cuelga un letrero que diga "no molestar" y haz todo lo posible para que quien recibe el masaje se sienta tranquila y segura. Asegúrate de que las mascotas y los niños estén tranquilos y apaga o aísla, tanto como sea posible, la televisión y el ruido del tráfico. Cuando estés segura de que nada te va a distraer, a ambas les será más fácil relajarse y disfrutar del masaje.

Prepara la habitación

Trata de crear un ambiente relajante. La iluminación es importante. Una luz superior demasiado brillante puede arruinar el efecto. Si es posible, utiliza luz natural, reduce el nivel de luz de las lámparas laterales o baja de intensidad el reductor de luz. En las primeras horas de la noche puedes disfrutar del resplandor de la luz de una vela. Una vela aromática proporciona una fragancia suave a la habitación. También revisa la temperatura del cuarto. Es muy incómodo sentir los pies descalzos en la habitación. Ten a la mano un cobertor en caso de que baje la temperatura del cuerpo de la persona que recibe el masaje cuando empiece a relajarse. Lo ideal es que la habitación esté caliente sin ser sofocante, que esté bien ventilada para permitir la circulación de aire fresco. Antes de empezar el masaje, ten a la mano todo lo que vayas a necesitar.

Usa ropa adecuada cuando das un masaje

Usa ropa cómoda que te facilite moverte con libertad. De preferencia algo suelto, de manga corta y lavable. Algunos aceites pueden manchar, si te preocupa tu ropa, usa un delantal y lávalo de inmediato cuando termines. Sujétate el pelo hacia atrás para que no te cubra la cara e interfiera con el masaje; ambas deben quitarse el reloj, las pulseras, los anillos y los aretes si estos son grandes. No sólo estorbarían o podrían lastimar la piel de quien recibe el masaje, sino que también se dañarían con el aceite.

Selecciona con cuidado la música

Al iniciar el masaje, deja que quien lo recibe decida si desea música de fondo o prefiere el silencio. Algunas personas desean estar completamente en paz para poder concentrarse o imaginarse que están en una isla remota y desierta, o tal vez se les facilite más relajarse al escuchar música lenta y tranquilizante. La mayoría de las tiendas que venden música tienen una selección de cintas o discos compactos grabados especialmente para masajes y relajación. Seleccionen algo que les agrade a ambas y pónganlo a bajo volumen.

Refréscate

Estarás ubicada muy cerca de la persona a la que darás el masaje, en especial cuando lo apliques en las manos, por lo que la higiene personal es esencial. Evita usar perfumes de aroma fuerte ya que no es agradable y puede anular los efectos benéficos de los aceites esenciales. Ponte vestidos limpios pues el olor a alimentos, bebidas ya pasadas suele ser muy repugnante. También ten cuidado con tu aliento, el olor de ciertos alimentos o a cigarro y café puede permanecer por mucho tiempo. Lávate los dientes y utiliza algún enjuague bucal o chicle. Lávate las manos antes de iniciar el masaje y mantenlas con un olor agradable. Utiliza guantes cuando piques cebolla o ajo.

Lávate las manos y suavízalas

La calidez de tus manos puede ayudar a relajar a quien recibe el masaje, mientras que el contacto con unas manos frías puede causar un impacto negativo. Antes de comenzar, frótate las manos con energía para generar calor. Si sabes que tienden a enfriarse sumérgelas en agua caliente durante unos minutos. Algunas personas suelen tomar una bebida caliente antes de dar un masaje pues les ayuda a que se eleve la temperatura de su cuerpo y por lo tanto se les calientan las manos. Utiliza crema para las manos de manera regular para que se suavicen las palmas y cualquier área áspera. Trata de mantener las uñas limpias, cortas y limadas para evitar rasguñar la piel. Cuando des un masaje es preferible no pintarte las uñas pues la pintu-

ra se puede despostillar y causar incomodidad, además de que, en algunos casos, se puede presentar una reacción alérgica.

Aclara si se desea platicar

Al inicio explica a quien lo recibe, que el masaje es una forma de ofrecer un tiempo "personal", para que se utilice como él o ella lo quiera y que no sienta la presión de tener que socializar. Tal vez tu compañera de masaje sólo desee relajarse y escapar de las tensiones de la vida durante un rato, o es posible que prefiera platicar. Trata de crear un ambiente en donde se sienta lo suficientemente cómoda como para expresarse.

Cuida tu postura

La comodidad es parte esencial de un masaje eficaz. Existen varias posibles posturas para dar un masaje de manos y pies (véanse las páginas 64 y 81) y selecciona la que sea más cómoda para ti. Asegúrate de que la persona que recibe el masaje esté bien apoyada y relajada. Experimenta con varias sillas, mesas y cojines para escoger lo que le acomode mejor. La buena postura es importante para que no te canses demasiado y para que no sufras de dolores ni molestias. El tener la columna en una posición inadecuada puede provocar a una lesión de la misma, así que asegúrate que la postura que tomes no te obligue a agacharte o estirarte. Mantén tu cuerpo alineado con la mano o el pie que vas a masajear, cuida que tu espalda esté recta pero relajada. No descuides tu postura durante el masaje y siempre que sea necesario, cambia de posición y alineación de las manos para asegurar tu comodidad.

Planifica tu masaje

Antes de intentar llevar a cabo las rutinas que se presentan en las páginas que siguen, es conveniente que leas primero todo el libro para que puedas entender las diversas técnicas de masaje y tomes conciencia de la estructura de las manos y los pies. Es importante leer a fondo todas las secuencias y practicar algunos movimientos en ti misma para que los percibas mejor. ¡Tu compañera de masaje se puede desesperar si te detienes con frecuencia y vuelves a empezar cuando tratas de determinar el lugar en donde deben estar tus dedos y tus pulgares!

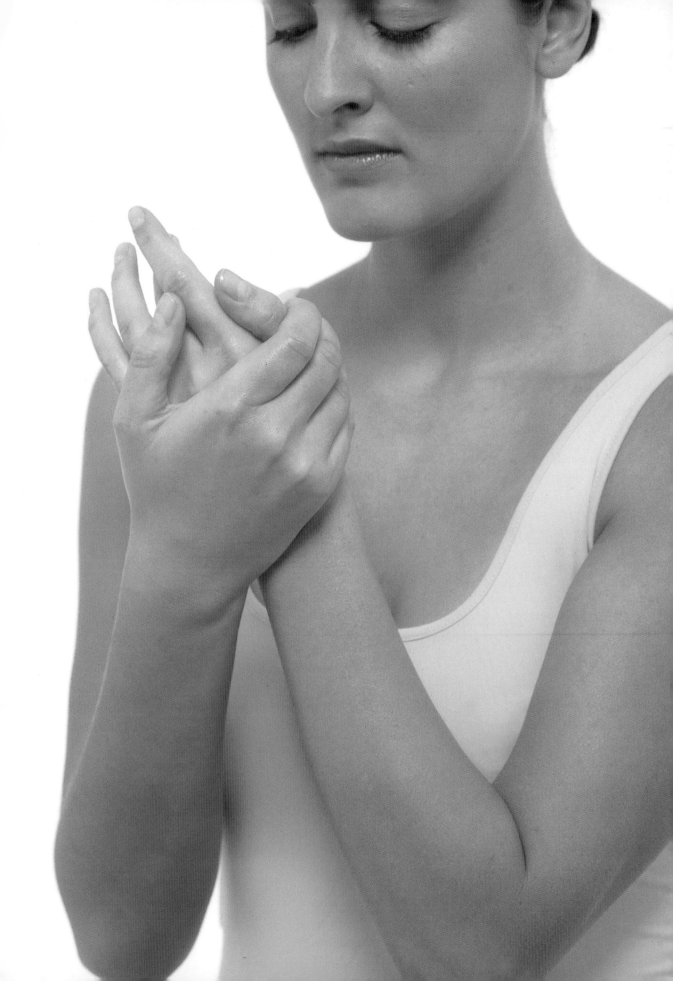

Concéntrate

Debes "estar presente" para la persona que recibe el masaje. Retira de tu mente toda preocupación o problema y dedícate a esa persona en ese momento. Es importante poder desprenderte de las emociones de quien recibe el masaje. A esto se le conoce como estar "centrada" o "bien fundada" y es primordial cuando se le da masaje a alguien que tiene problemas de origen profundo o enfermedades serias. Toma unos instantes para calmarte y relajarte, física y mentalmente. La siguiente secuencia te puede ser de utilidad.

1 Párate con los pies separados a la distancia de los hombros y firmes sobre el piso. Afloja las rodillas y deja que los brazos descansen a los lados. Encorva los hombros y enseguida déjalos caer y relájate, siente como cede la tensión. Quédate de pie y tranquila durante uno o dos minutos, mientras escuchas el flujo y el reflujo de tu respiración.

2 Imagina que tus pies son como las raíces doradas de un árbol que crece desde la profundidad del suelo y te da fuerza y estabilidad. Tu cuerpo es firme y sólido como el tronco del árbol. Tu cuello está ligero y relajado y la parte superior de tu cabeza está suspendida suavemente de un cordón delicado que se eleva hasta el infinito. Estás serena y confiada con una sensación de paz interior y tranquilidad.

Respira al unísono que tu compañera de masaje

Cuando des un masaje, trata de sincronizar tu respiración con la de la persona que lo recibe. Esto te ayudará a fijar tu atención en tu compañera de masaje, tanto física como mentalmente, así como a maximizar el potencial terapéutico del masaje. Las personas sensibles suelen percibir cualquier desapego, por ejemplo, si tú estas mentalmente elaborando tu lista de compras mientas das el masaje, puede resultar irrespetuoso. Por lo menos piensa en la mano o el pie que estás masajeando y dile cuánto lo quieres y lo respetas por todo el trabajo arduo que desempeña. Puede convertirse en algo así como un mantra que también a ti te tranquilice mentalmente mientras das el masaje.

Revisa las manos y los pies

Al inicio de un masaje, siempre observa, por medio de la vista y del tacto, las manos y los pies. Primero revisa cualquier condición que pueda hacer que el masaje no sea aconsejable o algo que te indique que necesitas tener un mayor cuidado. (véanse las páginas 46-7). Después observa para detectar señales que puedan reflejar el estado de salud de la persona que recibirá el masaje. Éstas no son siempre certeras, pero te ayudan a tomar conciencia de las posibilidades para que puedas adaptar tu masaje según se requiera o a consultar al médico de la persona que desea el masaje.

Color

Revisa el color de las palmas y las plantas y de los dedos de las manos y de los pies. Un color rosado indica una buena circulación y equilibrio en los sistemas corporales. Un color muy pálido, por lo general indica falta de circulación en las extremidades, que puede deberse a una baja en la temperatura del cuerpo o a un cansancio generalizado. Las manos y pies azuladas o amoratadas son indicio de una circulación deficiente y posiblemente de niveles altos de medicamentos. Un color rojo puede indicar un estrés crónico y presión arterial elevada.

Temperatura

Las manos y los pies deben tener una temperatura agradable cuando se les toca. La frialdad puede indicar una circulación deficiente y apatía. Cuando las palmas de las manos y las plantas de los pies están demasiado calientes, puede ser un indicio de problemas de sobrepeso, presión arterial alta, ansiedad o cólera.

Condición de la piel

El tejido de la piel debe ser suave y flexible. Observa si hay señales de piel endurecida o agrietada. Es posible que esto indique descuido en el uso de detergentes, falta de protección contra los elementos naturales, mala postura o uso de calzado inadecuado.

Humedad

La piel en la planta de los pies y en la palma de las manos no debe sentirse demasiado seca o húmeda. Si ésta es muy seca sugiere bajo fluido y pobre circulación. Si está muy húmeda puede manifestar niveles elevados de estrés y ansiedad, un problema de peso o calzado inadecuado.

Flexibilidad de las articulaciones

Si las muñecas y los tobillos están rígidos, es posible que se les pueda asociar con una lesión o afección de la articulación, como la artritis. Se debe tener un cuidado especial al dar el masaje.

Condición de las uñas

Las uñas sanas son de un color rosado con una superficie lisa y un poco de brillo. Si muestran un tinte azul o morado o son quebradizas, es indicio de una circulación deficiente. Las uñas muy gruesas y curvas pueden indicar alguna afección de la piel, mientras que ciertas líneas horizontales suelen aparecer más o menos un mes después de una enfermedad o trauma.

Tensión

Unas manos y unos pies relajados son indicativos de una persona tranquila. Si se sienten tensos, es muy probable que tu compañera de masaje también lo esté.

Nuestras manos trabajan para nosotros de manera continua, día tras día. Los múltiples movimientos repetitivos que realizamos, pueden distender, desgastar y deteriorar los tendones, los ligamentos y los músculos.

5 Masaje de Manos

El masaje ayuda a disminuir cualquier acumulación de tensión y por lo mismo a acrecentar la elasticidad y prevenir la rigidez en las articulaciones. El uso de una crema o aceite ayuda a humectar y suavizar la piel, lo que da una mejoría casi instantánea en el aspecto hasta de las manos más deterioradas por la intemperie.

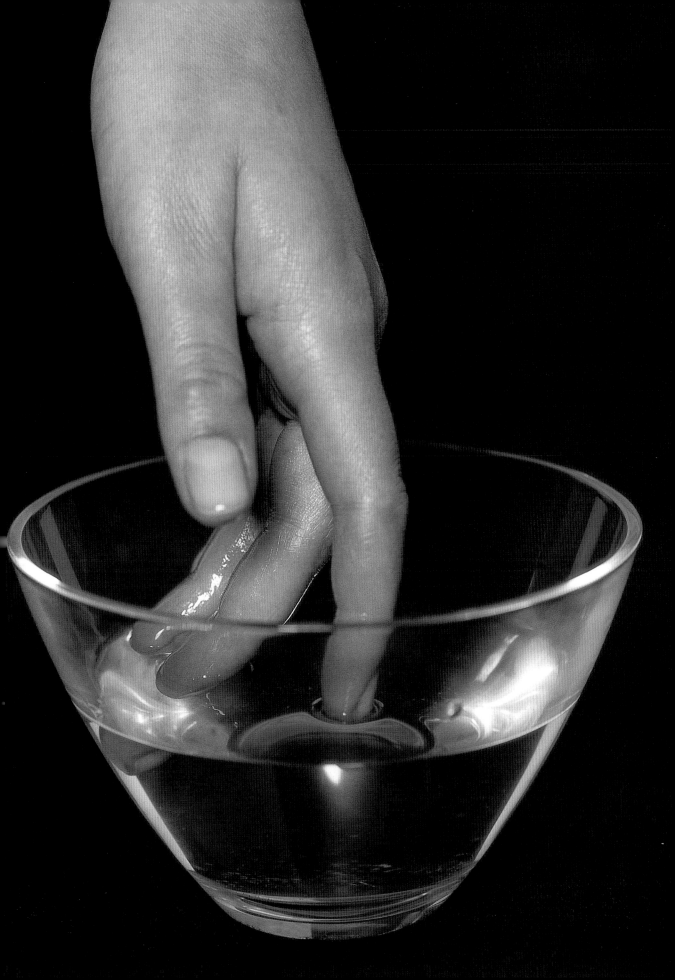

Automasaje
para manos
cansadas y adoloridas

Esta rutina sencilla de masaje te ayudará a mitigar la fatiga muscular, a aminorar los dolores, a favorecer la movilidad de las coyunturas y a incrementar el suministro de sangre para así mejorar la condición de la piel y de las uñas. El empleo de aceite o crema es opcional ya que depende de cuándo y dónde des masaje a tus manos. Si es posible, siéntate en una silla y descansa los codos sobre una toalla doblada, en una mesa o escritorio para que tengas suficiente apoyo.

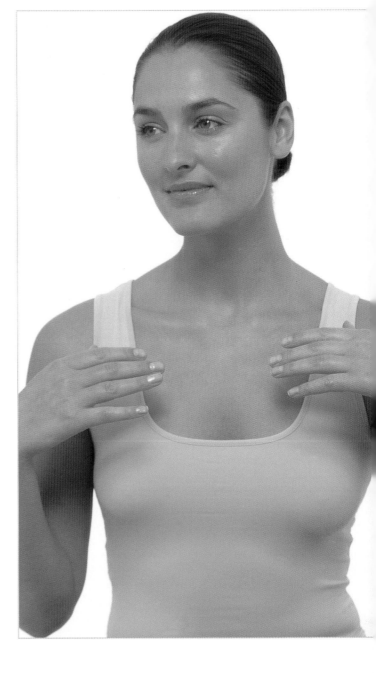

recomendaciones

Preparación

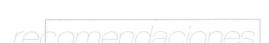

- *Ve al tocador*
- *Quítate todas las joyas que traigas en las manos y en las muñecas*
- *Súbete las mangas hasta el codo*
- *Siéntate en una postura cómoda*
- *Prepara una pequeña porción de aceite o crema (opcional)*
- *Lávate las manos*

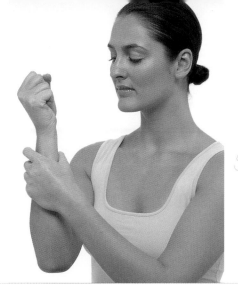

Haz estos ejercicios cuando sientas la necesidad de un alivio rápido de dolores persistentes o deseas un calentamiento natural en tiempo de frío.

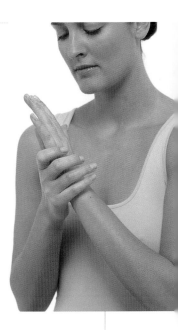

EJERCICIOS DE CALENTAMIENTO

Estos sencillos ejercicios pueden ayudar a aliviar la tensión de las manos cansadas y a favorecer la circulación de los dedos entumidos. Ten cuidado al hacer estos ejercicios si tienes artritis o alguna otra afección de las articulaciones. Primero consulta a tu médico o a un fisioterapeuta.

1 Coloca las manos a nivel del pecho y sacúdelas 10 veces desde la muñeca. Realiza el movimiento con soltura y vigor. (izquierda).

2 Enseguida entrelaza los dedos. Estira los brazos hacia el frente a la altura de los hombros y después gira las manos de manera que las palmas queden hacia arriba y los pulgares hacia abajo. Empuja hacia delante la parte inferior de las manos hasta que sientas un estirón cómodo, desde la muñeca hasta la punta de los dedos. Mantén esta postura mientras cuentas hasta cinco. Afloja y repite.

3 Aprieta con fuerza la muñeca con la otra mano. Enseguida empuña la mano que tienes libre y gira la muñeca con suavidad en dirección de las manecillas del reloj (véase la ilustración superior). Mantén firme la mano con la que sostienes la muñeca, ésta no juega un papel activo. No fuerces el movimiento, mantenlo dentro de un rango cómodo. Repite de tres a cinco veces. Después gira la mano en dirección opuesta de tres a cinco veces.

FRICCIÓN DE MANOS

Esta secuencia ayuda a mejorar la circulación de la sangre en las manos y los dedos, lo que hace que se nutran y generen calor en el área.

1 Si utilizas aceite o crema, pon en las manos una pequeña cantidad, como del tamaño de una gota. Enseguida frota las manos para que se calienten las palmas y los dedos y queden cubiertas del lubricante. Frota las manos una con la otra, una palma contra la otra palma, la parte superior de la mano con la palma de la otra y los dedos con los dedos. ¡De verdad los pone en movimiento!

2 Une las palmas. Frótalas una con otra en movimiento circular. Haz presión en una mano con la parte inferior de la otra. Continúa durante unos 20 segundos o más. Repite el ejercicio con la otra mano. Mantén el movimiento lento y rítmico.

Estos movimientos son útiles para ayudar a esparcir el aceite o la crema en las manos, pero también son benéficos si prefieres darte un masaje en seco, ¡sólo pretende que estás lavando las manos con jabón!

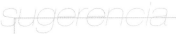

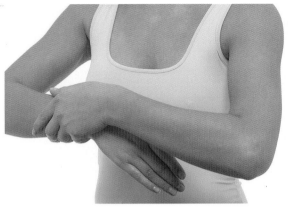

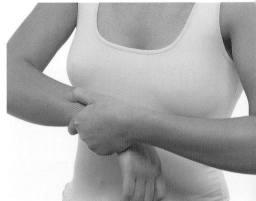

MASAJE SUAVE EN EL BRAZO

Esta secuencia requiere movimientos largos y firmes para mitigar las terminaciones nerviosas sensoriales en la piel y para calentar los brazos y las manos.

1 Coloca el antebrazo de manera que descanse sobre el pecho o descansa el codo sobre una mesa o un escritorio, utiliza la palma y los dedos de la otra mano para darte masaje desde la punta de los dedos hasta el codo, con movimientos firmes y suaves. Cuando llegues al codo, suelta la presión y desliza la mano en forma regresiva hasta la posición original. Continúa hasta que el antebrazo se sienta caliente y relajado, por lo general es suficiente con 10 o 15 movimientos.

2 Gira el antebrazo y repite el masaje en la parte interior del brazo.

• *Mantén la mano suave y relajada para que se amolde de manera natural al contorno del brazo.*

PRESIÓN LEVE EN LOS BRAZOS SEMEJANTE A LA ACCIÓN DE AMASAR.

Este tipo de presión profunda se siente muy placentera cuando te das masaje en los brazos porque sabes exactamente dónde aumentar o disminuir la presión y la velocidad de los movimientos para obtener mejores resultados. Si tienes huesos frágiles o muñecas adoloridas, inflamadas o artríticas, evita darte masaje alrededor de la muñeca.

1 Coloca el antebrazo de manera que descanse sobre el pecho o acomoda el codo sobre una mesa o un escritorio. Enseguida aprieta el antebrazo con la V que se forma entre el dedo pulgar y el índice de la mano que te queda libre. El pulgar debe quedar arriba y los dedos abajo. Realiza movimientos pequeños y circulares con la parte inferior del pulgar y la parte interior de la mano que vayan desde la muñeca hasta el codo. Mantén el contacto con la piel en todo momento, aumenta la presión en la parte superior del antebrazo y disminúyela en la parte inferior. Sentirás que la piel se mueve contra los tejidos principales y trata de descubrir cualquier zona de tensión. Cuando llegues al codo, realiza unos pocos movimientos circulares pequeños alrededor de éste, a continuación desliza la mano hasta la muñeca y empieza de nuevo.

2 Repite este ejercicio unas seis veces para asegurarte de que se cubra toda la parte exterior del antebrazo. Alivia el área con algunos golpeteos suaves como se indica en el ejercicio "Masaje suave en el brazo".

3 Voltea el brazo y repite estos movimientos circulares en la parte interior del antebrazo. Repítelos seis veces y termina con el "Masaje suave en el brazo".

• *Relájate y siente que las tensiones del día disminuyen al tiempo que se aminora la tensión en estas zonas conflictivas. Aleja la sensación de cansancio.*

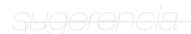

sugerencia

Concéntrate en tu respiración mientras masajeas tus brazos y manos. Durante algunos minutos, trata de liberar el estrés diario, respira varias veces de manera profunda y tranquila para ayudar a mitigar cualquier tensión física o mental.

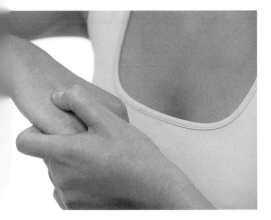

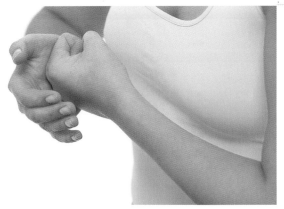

PRESIÓN LEVE EN LAS MANOS SEMEJANTE A LA ACCIÓN DE AMASAR.

Esta secuencia es magnífica cuando las manos tienden a doler debido a un uso excesivo o cansancio general. Presiona de forma firme y cómoda.

1 Sostén la mano con los dedos de la otra mano con la palma hacia abajo. Coloca el pulgar entre los nudillos de los dedos a la altura del dedo meñique y el anular. Utiliza la yema del dedo pulgar para masajear y oprimir con firmeza y en forma pareja en línea recta siguiendo el surco entre los tendones, hasta llegar a la muñeca. Cuando el pulgar llegue a la muñeca, suelta la presión y desliza la mano de regreso hasta el punto de partida. Repite. Realiza el mismo movimiento a lo largo del surco en la parte superior de la mano, termina con el que se encuentra entre el pulgar y el dedo índice.

2 Con las manos en la misma posición, usa la yema del dedo pulgar para dar masaje con movimientos circulares pequeños en el surco que se encuentra entre el dedo meñique y el anular. Mantén el contacto con la piel en todo momento y trata de palpar cualquier área de tensión. Mientras das el masaje, recuerda aumentar la presión en la parte superior del círculo y disminuirla en la parte inferior. Repite el movimiento dos veces. Realiza los mismos movimientos en los otros surcos de la parte superior de la mano, termina con el surco entre el pulgar y el dedo índice.

3 Completa la secuencia con un masaje muy suave sobre la parte superior de la mano.

• Tal vez tengas que ajustar la posición de tu mano para dar un masaje eficaz.

PRESIÓN LEVE EN LA PALMA DE LA MANO SEMEJANTE A LA ACCIÓN DE AMASAR.

Este es un masaje espontáneo que tal vez ya realices cuando sientes las manos cansadas. Disfruta la sensación maravillosa cuando tocas músculos tensos y extenuados, no obstante, ten cuidado al masajear la muñeca ya que los huesos de esta área son muy delicados. Evita el masaje en las muñecas si tienes huesos frágiles, adoloridos, inflamados o artríticos.

1 Voltea la mano para que puedas trabajar en la palma. Sostén la parte superior de la mano, usa la yema del dedo pulgar para masajear con movimientos circulares profundos sobre toda la palma y la parte interior de la muñeca. Pon especial atención en la parte musculosa que se encuentra en la base del pulgar. Empieza con suavidad y poco a poco empieza a aumentar la presión hasta que la sientas adecuada. Continúa de igual manera hasta que hayas abarcado la totalidad de la palma de la mano.

2 Enseguida cierra el puño de la mano con la que estás dando el masaje y utiliza los nudillos para masajear la palma de la otra mano. Alternando, utiliza la parte carnosa de la mano.

• Todos acumulamos tensión en diferentes lugares de los brazos y las manos. Así que una vez que hayas aprendido los movimientos básicos, varía la rutina y realiza movimientos que se acomoden a tus propias necesidades. Experimenta hasta que descubras los movimientos adecuados. ¡Tú misma sabrás cuando logres hacer lo que necesitas!

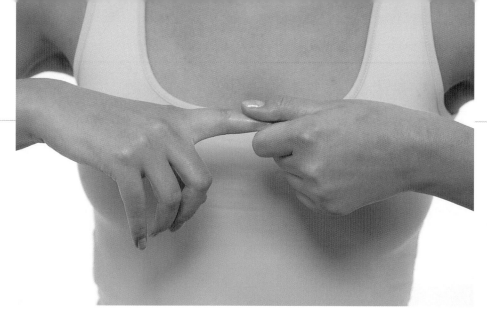

ESTIRAMIENTO DE DEDOS

Esta secuencia de movimientos te ayudará a mejorar la circulación de la sangre en los dedos y a mejorar su flexibilidad. Evítalos si tienes dedos adoloridos, inflamados o artríticos.

1 Sostén el dedo meñique de la mano derecha entre el pulgar y el índice de tu mano izquierda. Enrolla la mano izquierda sobre el dedo meñique. Con suavidad, aprieta y da masaje a lo largo de todo el dedo presionando con movimientos circulares. Empieza en la base del dedo y trabaja hasta la punta.

2 Cuando tu mano llegue a la punta del dedo, deslízala para regresar al punto de partida. Ahora, jala con suavidad para dar a todo el dedo un estiramiento agradable.

3 Suelta el dedo y desliza la mano hasta la punta del dedo con un movimiento alargado y continuo. Deja que tus dedos floten conforme se apartan de la punta del dedo.

4 Repite esta secuencia, en cada uno de los demás dedos incluyendo el pulgar.

• *Utiliza este ejercicio para calentarte las manos en el invierno.*

GOLPETEO LIGERO EN LOS DEDOS

Estos movimientos de golpeteo ligero ayudan a estimular las terminaciones nerviosas sensoriales de la piel, las cuales tienen un efecto vigorizante en todo el cuerpo.

1 Con la palma hacia abajo, descansa tu mano derecha sobre una mesa o sobre las rodillas. Enseguida utiliza la parte plana de los dedos de la mano izquierda para golpetear con suavidad el interior de la mano y de los dedos con movimientos ligeros y rápidos. Mantén flexibles las muñecas y deja que los dedos reboten tan pronto como hagan contacto con la piel.

2 Voltea la mano y continúa con movimientos elásticos a lo ancho de la palma y de los dedos.

3 Termina la secuencia con un golpeteo suave para relajar las terminaciones nerviosas sensoriales.

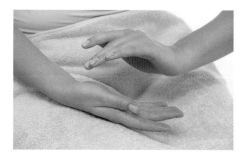

TOQUE FINAL

Termina tu masaje de la mano con una repetición del "masaje suave en el brazo". En el masaje regresivo realiza movimientos cada vez más ligeros y lentos, deja que las puntas de los dedos floten. Disfruta de una sensación sedante y liberadora.

Masaje
Sedante de Manos

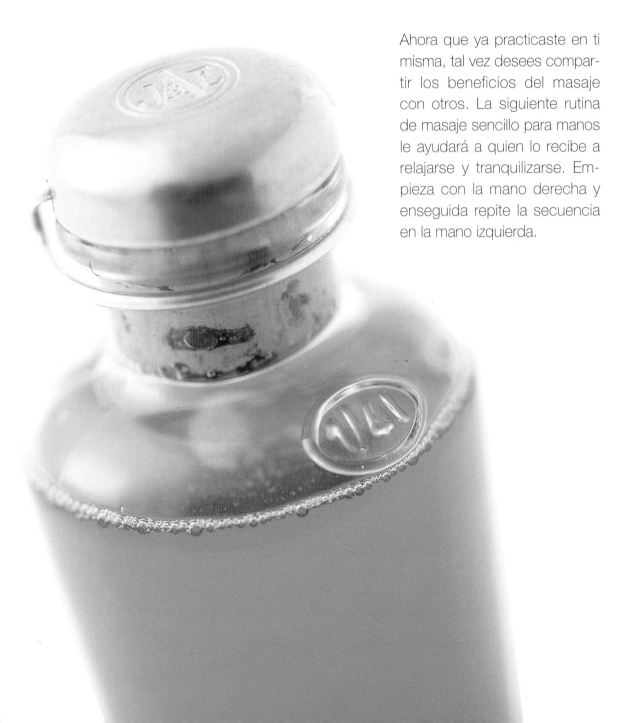

Ahora que ya practicaste en ti misma, tal vez desees compartir los beneficios del masaje con otros. La siguiente rutina de masaje sencillo para manos le ayudará a quien lo recibe a relajarse y tranquilizarse. Empieza con la mano derecha y enseguida repite la secuencia en la mano izquierda.

Qué necesitas

- Una almohada pequeña o un cojín.
- Una mesa pequeña (opcional).
- Dos sillas.
- Un recipiente pequeño con crema o aceite apropiado (véase el Capítulo 3).
- Una espátula de plástico o de madera para la crema.
- Dos toallas pequeñas.
- Toallas de papel para que te limpies las manos y para absorber cualquier derrame.
- Música de fondo suave (opcional).
- Una frazada (opcional).
- Un reloj (opcional).
- Agua de colonia (opcional).
- Algodón (opcional).

Aconséjale a quien recibe el masaje:

- Que vaya al baño.
- Que se quite los anillos, el reloj y las pulseras.
- Que se suba las mangas hasta el codo.
- Se lave las manos o se las limpie con toallas húmedas o algodón con unas gotas de agua de colonia.
- Que te indique cualquier afección médica que pueda interferir con el masaje (véase la página 46).
- Pregúntale si tiene alguna alergia y dale a escoger entre aceite o crema.
- Que experimente con diferentes posturas para asegurarte que ambas estén cómodas.
- Que se una a ti al hacer respiraciones lentas y profundas, que se concentre, junto contigo, en el masaje que va a recibir.

Procedimiento

- Usa ropa cómoda y lavable. Disminuye la iluminación.
- Asegúrate de que la habitación esté a temperatura cálida y que no haya corrientes de aire.
- Cerciórate de tener privacidad y de que no se te perturbará durante un mínimo de 20 minutos.
- Enciende la contestadora telefónica o desconecta el teléfono.
- Lávate las manos. Verifica que tus uñas estén cortas, suaves y limpias.
- Quítate cualquier joya que pueda interferir con el masaje.
- Caliéntate las manos frotándolas una con otra con rapidez. Realiza unos pocos ejercicios de movilidad (véanse las páginas 116-9) con el fin de liberar cualquier tensión. ¡El masaje puede ocasionar que te duelan las manos!

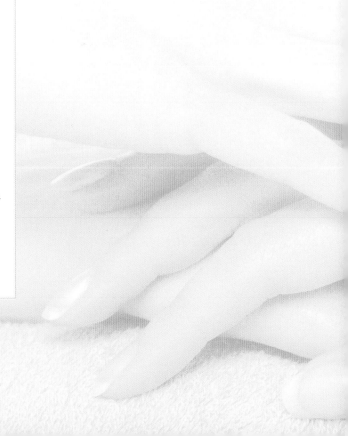

Prepárate

Antes de empezar el masaje, asegúrate de que quien lo recibirá sepa lo que debe esperar y esté consciente de los beneficios. Dale la oportunidad de que haga las preguntas que desee.

Dialoguen

Tal vez también quieras preguntarle si ya ha recibido un masaje con anterioridad. Si ya lo hizo, pregúntale qué movimientos le agradaron o le disgustaron. Tal vez la persona tenga algunas sugerencias propias. Utiliza este tiempo para valorar con discreción, por medio de la vista y el tacto, las condiciones en que se encuentran sus manos. Observa la temperatura, su textura y color (véase la página 55). Percibe cualquier tensión en las manos y revisa la condición de las uñas. Verifica si tiene alguna lesión, articulaciones inflamadas o venas varicosas (véase la página 46).

Pónte cómoda

La comodidad es vital para la relajación. Vale la pena utilizar un poco de tiempo para colocarse en una posición adecuada para que se pueda dar el masaje sin tener que estirarse ni fatigarse. Es importante que ambas puedan moverse con libertad para mantener una buena postura durante el masaje. Según las circunstancias, se puede seleccionar una de las siguientes posturas.

nota

El masaje de manos te pone en contacto directo y personal con tu compañera de masaje. Invadirán el espacio íntimo de ambas y esto puede resultar al principio, un tanto incómodo. Muestra sensibilidad ante la reacción de quien recibe el masaje.

Primera posición de la mano

Se pueden sentar una frente a la otra. Cubre con una toalla un cojín pequeño y colócalo sobre una mesita que quede entre las dos, o ponlo sobre tu regazo. Coloca sobre el cojín la mano de la persona que va a recibir el masaje. Los pies de ambas deben ponerse firmes y sin cruzar los tobillos, sobre el suelo o sobre un taburete. Esta es una buena postura para poder mantener contacto con la vista, pero prepárate a que se observen con atención cada uno de tus movimientos.

Segunda posición de la mano

Se pueden sentar una al lado de la otra. Es posible que quien recibe el masaje prefiera sentarse en un sillón, descansar la mano sobre el cojín sobre tu regazo o colocarlo sobre el brazo del sillón. Si tu compañera de masaje está postrada en cama, una alternativa es colocar un cojín a un lado de la cama, lo que te facilitará dar el masaje. Esta postura es muy conveniente cuando se aplica en personas de edad avanzada o enfermas. La única desventaja es que tendrás que cambiar de lado la silla para que puedas dar el masaje en la otra mano con toda comodidad.

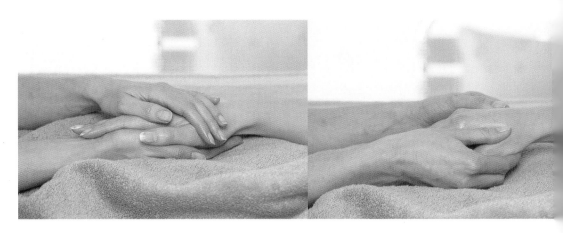

SOSTÉN LA MANO

El simple hecho de sostener con cuidado la mano de quien recibe el masaje, le dará seguridad y consuelo. Le da un momento de paz y quietud que ayuda a crear un lazo y hace que ambas liberen la tensión y se relajen para la experiencia. Es importante no apresurarse en este contacto preliminar.

1 Empieza el masaje colocando la mano de tu compañera de masaje con la palma hacia abajo. Coloca una de tus manos arriba de la de ella y la otra abajo, de manera que la mano quede acunada en la calidez y seguridad de tus palmas. Para mantener un contacto óptimo, utiliza toda el área de tus palmas y dedos.

2 Mantén esta posición durante un minuto. En ese intervalo tal vez quieras pedirle a tu compañera de masaje que cierre los ojos y que respire profundo, que inhale y exhale para favorecer la relajación. Recuérdale que debe "liberar" las preocupaciones cotidianas y sencillamente disfrutar que se le consienta.

3 Suelta gradualmente su mano deslizando las tuyas hacia sus dedos y retíralas poco a poco y con suavidad.

sugerencia

Ten cuidado con la zonas de piel reseca. Dales masaje con aceite o crema para humectar y suavizar sus manos.

ESTIRAMIENTO SUAVE

El movimiento para estirar es sumamente sedante, en especial para manos cansadas y adoloridas.

1 Pon un poco de crema o de aceite en la palma de una de sus manos. Si usas demasiado, hará que tus manos se resbalen y se deslicen sobre la piel. En todo caso puedes ponerte más si sus manos son grandes o la piel de quien recibe el masaje está muy reseca. Frótate las manos una con otra para que las palmas y los dedos estén calientes y bien cubiertas de crema o de aceite.

2 Coloca la mano de la persona que recibe el masaje con la palma hacia abajo, pon una de tus manos arriba y otra por debajo con los dedos en la parte inferior y los pulgares en la parte superior. Enseguida arrastra con firmeza tus pulgares hacia los lados para realizar un movimiento giratorio y de estiramiento sobre la parte superior de la mano que estás masajeando. Estira lo más que puedas tus pulgares para sacar el mayor provecho.

3 Cuando tus pulgares lleguen a los lados de la mano, sostenla durante tres segundos, suéltala y repite el movimiento dos veces más.

• *Trabaja sobre la parte superior de la mano de quien recibe el masaje y evita presionar sus dedos.*

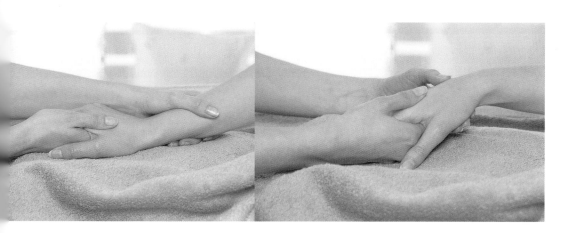

CALENTAMIENTO

Esta secuencia utiliza movimientos amplios y seguros para relajar a quien recibe el masaje y para estimular la circulación. Realiza estos ejercicios de calentamiento como una forma de familiarizarte con la condición de la piel que tienes entre tus manos.

1 Con la palma hacia abajo de tu compañera de masaje, coloca una mano debajo de la de ella para ofrecer apoyo, en una posición "como si le estrecharas la mano". Enseguida con un movimiento amplio, desliza la otra mano con firmeza hacia arriba, desde la punta de los dedos hasta la parte superior del brazo y hasta llegar el codo. Trabaja con toda tu mano y mantenla suave y relajada para que se amolde a la forma de su brazo. Resbálala alrededor del codo y regrésala con menor presión hasta los dedos. Repite este ejercicio de seis a diez veces.

2 Voltea un poco el brazo de tu compañera de masaje y cambia de mano para realizar este ejercicio de deslizamiento por el lado interior del antebrazo. Repítelo de seis a diez veces.

3 Para terminar la secuencia, sostén con suavidad durante unos segundos la mano de tu compañera de masaje.

• *Asegúrate de lubricar con aceite o crema cualquier área de la piel que esté reseca.*

MASAJE LIGERO EN LA PARTE SUPERIOR DE LA MANO

Este masaje ligero ayuda a calentar y suavizar la mano para prepararla para los movimientos subsecuentes. Los huesos de la mano son muy delicados, por lo que la presión debe ser ligera.

1 Con la palma de la mano de tu compañera de masaje hacia abajo, envuélvela con tus manos, los pulgares en la parte superior y los dedos en la parte inferior. Utiliza las yemas de los pulgares para realizar un masaje suave en la parte superior, trabaja de los dedos hacia la muñeca. Alterna tus pulgares y proporciona un movimiento que fluya de manera semejante al que hacen las olas.

2 Cuando tus pulgares lleguen a la muñeca, disminuye la presión y sin perder contacto, deslízalos hacia la postura inicial. Repite la secuencia seis veces para poder cubrir toda la parte superior de la mano.

• *Invierte más tiempo en estos movimientos si percibes que quien recibe el masaje necesita de un mayor alivio.*

sugerencia

Sincroniza tu respiración con la de tu compañera de masaje. Si tu pensamiento está en otra parte, puedes transmitir una sensación de alejamiento.

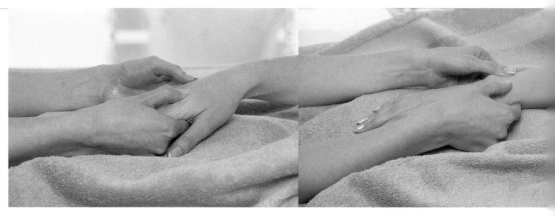

PRESIÓN LEVE EN LA PARTE SUPERIOR DE LA MANO, SEMEJANTE A LA ACCIÓN DE AMASAR.

Esta secuencia de movimientos es muy efectiva para liberar la tensión muscular y el cansancio de las manos.

1 Con la palma de la mano de tu compañera de masaje hacia abajo, coloca tus dedos debajo y tus pulgares arriba de su mano como lo hiciste en el movimiento anterior. Utiliza las yemas de los pulgares para presionar con suavidad a lo largo del surco entre los tendones del dedo meñique y el dedo cordial. Trabaja de los nudillos hacia la muñeca. Empieza con una presión bastante firme pero cómoda y de forma gradual disminuye la presión hasta el punto en que tu pulgar llega a la muñeca. Regresa con una presión ligera, sin perder el contacto. Repite. Enseguida repite el movimiento anterior a lo largo de cada uno de los surcos de la parte superior de la mano, incluyendo el que queda entre el pulgar y el índice.

2 Regresa tus manos a la posición original y utiliza las yemas de los pulgares para alternar movimientos circulares a lo largo del surco entre el dedo meñique y el cordial. Avanza hacia la muñeca, no pierdas el contacto con la piel. Repite. Realiza de nuevo el movimiento; trabaja de manera rítmica a lo largo de cada uno de los surcos de la parte superior de la mano.

3 Termina con un masaje sedante sobre la parte superior de la mano y trabaja hacia la muñeca.

• *Es posible que necesites cambiar de mano para realizar este movimiento de manera efectiva, pero siempre mantén un apoyo adecuado y nunca pierdas el contacto.*

LIBERACIÓN DE LA MUÑECA

Con mucha frecuencia se descuidan las muñecas. Tu compañera de masaje percibirá cómo se libera la tensión de sus muñecas con la suavidad de tu contacto. Evita este movimiento si quien recibe el masaje tiene huesos frágiles y adoloridos o muñecas inflamadas o artríticas.

1 Empieza con cualquier lado de la mano de quien recibe el masaje, como lo hiciste en el movimiento anterior. Coloca tus dedos debajo y tus pulgares arriba de su mano como lo hiciste anteriormente. Enseguida utiliza las yemas de ambos pulgares para alternar movimientos circulares sobre la parte inferior de la muñeca. Estos deben ser muy rítmicos y lentos con una presión cómoda y firme. Realiza de 15 a 20 pequeños círculos.

2 Enseguida cambia el movimiento a uno suave que se asemeje a la acción de abanicar, para lo que utilizarás ambos pulgares y trabajarás hacia arriba desde la muñeca y en forma de arco. Al llegar a los lados del brazo, como a unos cinco centímetros de la muñeca, retira los pulgares con suavidad. Puedes trabajar con ambos pulgares de manera simultánea o irlos alternando con un movimiento rítmico y fluido. Repite el ejercicios unas seis veces.

• *No presiones demasiado fuerte porque los huesos de la muñeca son muy delicados.*

sugerencia

Procura que tu masaje sea lo más ligero y rítmico posible, de manera que fluya con suavidad entre cada movimiento. Trata de no interrumpir este masaje.

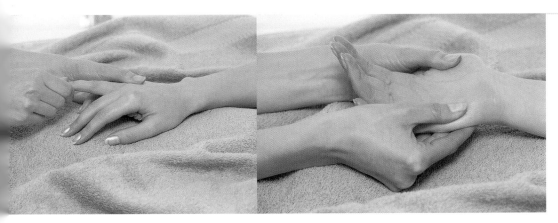

MASAJE EN LOS DEDOS

Esta secuencia de ejercicios ayuda a mantener la flexibilidad y el rango de movimientos de los dedos. También ayuda a relajar y a calentar las manos frías. Evítalos si la persona tiene articulaciones adoloridas, inflamadas o artríticas. Alterna las manos si es necesario.

1 Con una de tus manos, aprieta la mano de quien recibe el masaje, colocando la palma hacia abajo. Con tu otra mano, coloca el dedo meñique entre tu pulgar y tu dedo índice. El dedo meñique de tu compañera de masaje debe quedar bien sujeto desde la base. Gira tres veces todo el dedo en dirección de las manecillas del reloj y enseguida tres veces contrarreloj. Pídele que no trate de ayudar en el ejercicio giratorio sino que "lo libere" y te permita que tú hagas los movimientos.

2 Enseguida coloca su dedo meñique entre tu dedo pulgar y el índice para que pueda apoyarse sobre tus otros dedos doblados. En esta posición utiliza la yema de tu pulgar para hacer movimientos circulares suaves a lo largo del dedo, trabaja de la base hacia la punta.

3 Cuando llegues a la punta del dedo meñique de tu compañera de masaje, jala tu pulgar y tus dedos hacia abajo con un movimiento enérgico. Sostenlo de tal forma que todo el dedo quede circundado por tu mano. Enseguida libera un poco la presión y cambia a la dirección opuesta, deja que la punta del dedo se deslice con un impulso suave y se pueda estirar.

4 Repite la misma secuencia de movimientos con cada uno de los dedos hasta terminar con el pulgar.

ESTIRAMIENTO DE LA PALMA

Esta secuencia ayuda a suavizar las fibras contraídas de los músculos de la palma, lo que ayuda a su relajación y flexibilidad.

1 Coloca la mano de tu compañera de masaje entre tus dos palmas y voltéalas de manera que su palma quede hacia arriba. Realiza el movimiento con precisión para que tú tengas el control.

2 Enseguida descansa la parte superior de la mano de quien recibe el masaje sobre tus dedos y coloca tus pulgares sobre su palma, en dirección a la muñeca. Empuja hacia fuera tus pulgares de manera suave para extender y estirar la palma. Usa tus pulgares para sostener esta posición mientras cuentas hasta cinco, libera y repite dos veces el ejercicio.

• *Este es un ejercicio inverso al de "Estiramiento suave" (página 66).*

nota

Debes estar atenta al lenguaje corporal de tu compañera de masaje. Alrededor de un 70% de toda comunicación se realiza por medio de mensajes y ademanes no verbales. Observa cualquier movimiento o tirantez, ya que puede indicar incomodidad o molestia. De igual manera observa señales de placer tales como una respiración relajada. Acomoda tu masaje de acuerdo a estas señales.

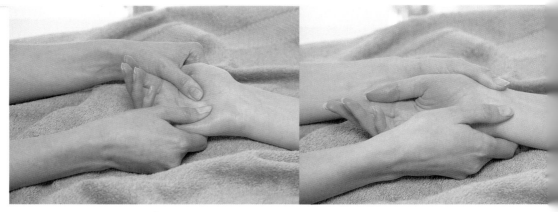

MASAJE LIGERO Y PRESIÓN SUAVE EN LA PALMA SEMEJANTE A LA ACCIÓN DE AMASAR.

Estos movimientos mitigan la rigidez en los músculos tensos de la palma. Algunas personas conocen este ejercicio como "caminata en la palma".

1 Coloca tus manos de manera envolvente a los lados de la mano de la persona a la que le das el masaje, su palma debe estar hacia arriba, sus dedos debajo de la tuya y sus pulgares dentro de la palma de tu mano. Utiliza las yemas de tus pulgares para ir alternando movimientos suaves hasta que cubras toda la palma. Trabaja desde los dedos hacia la muñeca. Avanza primero con uno de tus pulgares y después el otro con un movimiento ondulante como si fueran olas. Deslízalos sobre la superficie de la piel con un roce fluido y cuidadoso.

2 Enseguida ejerce una presión leve semejante a la acción de amasar sobre la palma. Realiza movimientos circulares con la yema de tus pulgares, aumenta la presión en la parte superior del círculo y disminúyela en la parte inferior. Mantén lento, firme y rítmico este movimiento, alternando los pulgares. Cubre toda la palma y pon especial cuidado en el área muscular carnosa de la base del dedo pulgar.

3 Continúa con un masaje suave, firme y deslizante. Con la yema de tus pulgares, continúa con un movimiento suave que se asemeje a la acción de abanicar y que vaya desde la base de los dedos hacia la muñeca. Los pulgares deben avanzar de manera simultánea. Deslízalos por los lados de la mano y al llegar a la muñeca, regresa al punto de inicio y empieza de nuevo. Repite este ejercicio unas 10 veces.

4 Repite el paso uno para terminar la secuencia.

• Por lo general, el área carnosa de la palma responde bien ante un masaje profundo, sin embargo, asegúrate que la presión sea confortable, ya que es posible que algunas áreas estén sensibles.

MASAJE SUAVE EN LA PARTE INTERIOR DE LA MUÑECA

Estos movimientos son sorprendentemente tranquilizantes y pueden tener un efecto casi hipnótico. Evítelos si la persona tiene huesos frágiles o con dolor, muñecas artríticas o inflamadas.

1 Coloca hacia arriba la palma de la mano de tu compañera de masaje, descansa tus dedos atrás de su muñeca y tus pulgares en la parte interior de la misma. Con la yema de tus pulgares presiona con suavidad y alterna pequeños movimientos circulares. Cubre toda la parte interior de la muñeca.

2 Enseguida cambia el movimiento a uno suave que se asemeje a la acción de abanicar, para lo que utilizarás ambos pulgares y trabajarás hacia arriba desde la muñeca, en forma de arco. Retira con suavidad tus pulgares de la parte lateral del brazo a unos cinco centímetros de la muñeca. Repite seis veces.

• Apoya bien la mano de quien recibe el masaje y presiona con mucha suavidad para evitar causar dolor o incomodidad en los huesos delicados de la muñeca.

No escatimes esfuerzos para que durante el masaje la persona que lo recibe se sienta atendida, mimada y segura. Trata de no hacer ningún movimiento apresurado. Los desplazamientos suaves, sin prisa y rítmicos son relajantes y reconfortantes para ambas.

ROTACIÓN DE LA MUÑECA

Estos movimientos circulares suaves favorecen la movilidad de las articulaciones de la muñeca y previenen los problemas comunes de rigidez e inflamación. Realiza movimientos firmes y controlados pero sin forzarlos. Ten cuidado si la persona padece de artritis o si sufrió una lesión previa.

1 Para este movimiento el antebrazo de quien recibe el masaje debe estar ligeramente elevado. Utiliza una de tus manos para apoyar con suavidad la parte inferior del brazo, evita apretarlo. Entrelaza los dedos de la mano que te queda libre con los de la persona a quien das el masaje para asegurarte de que la sostienes de manera adecuada y firme. De manera alterna, estrecha la mano de la otra persona como si estuvieran saludándose de mano.

2 Enseguida gira la muñeca. Repite tres veces en dirección de las manecillas del reloj y después tres veces más en dirección opuesta.

3 Suelta el brazo y la mano de la persona y poco a poco libera tus dedos.

sugerencia

Percibe el rango de movimiento de la muñeca de la persona que recibe el masaje y mantente dentro de sus límites. Tal vez descubras que trata de ayudarte con el movimiento. Si esto sucede, pídele que mire para otra parte o que cierre los ojos de manera que tú puedas controlar el ejercicio.

TOQUE FINAL

Termina con un masaje suave para relajar la mente, el cuerpo y el espíritu.

1 Con la palma de la mano hacia abajo de la persona que recibe el masaje, coloca tu mano debajo de la de ella para brindarle calor y seguridad. Repite el mismo masaje suave que se utilizó al principio de la secuencia de "calentamiento" para dar masaje en la mano y el brazo. Procura que el masaje sea, de manera progresiva, más ligero y lento.

2 Enseguida utiliza la punta de los dedos de la mano que te queda libre para frotar con mucha suavidad y delicadeza la piel, como si estuvieras acariciando con una pluma a un gato. Trabaja desde la muñeca hasta la punta de los dedos y deja que tus dedos floten desde la punta de los dedos de tu compañera de masaje.

3 Coloca la mano que te queda libre sobre su mano para envolverla en el calor de las palmas de tus manos durante unos 10 segundos o por más tiempo si así lo deseas. Suéltala y con mucha lentitud retira tus manos.

• *Cubre su mano con una toalla y repite la rutina en la otra mano.*

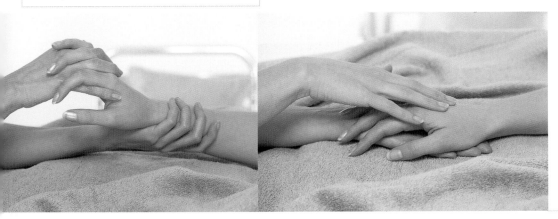

Los pies tienen miles de terminaciones senso-riales nerviosas muy pequeñas, que los con-vierten en una de las áreas más sensibles de todo el cuerpo. Tu masaje se puede adaptar para estimular o sedar estas terminaciones nerviosas y poder así vigorizarte o relajarte junto con quien recibe el masaje.

6 Masaje de pies

Un masaje rápido puede ayudar a incrementar los niveles de energía y a devolver una sensación de bienestar. Un masaje más lento puede ser muy rela-jante y ofrecer consuelo y seguridad en los días agi-tados o difíciles.

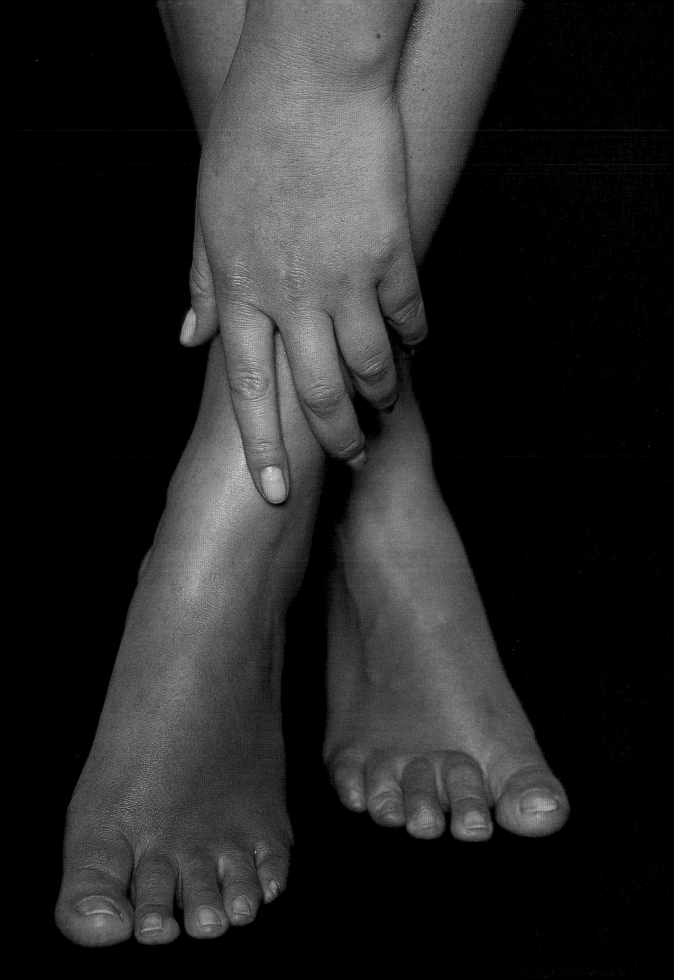

Auto-masaje
de pies para incrementar la circulación

Si padeces la molestia de unos pies fríos, intenta esta rutina rápida y efectiva de autoayuda. La puedes realizar en cualquier parte que te encuentres, en la casa o en tu trabajo. Tal vez desees utilizar un aceite o crema nutritiva, sin embargo, la mayoría de los movimientos son igual de efectivos si se hacen en seco y hasta sin necesidad de quitarte las medias. Es preciso que alcances tu pie de manera cómoda, ya sea sentada en el piso, en una silla o en una cama. Ensaya para que puedas encontrar la postura que más te acomode.

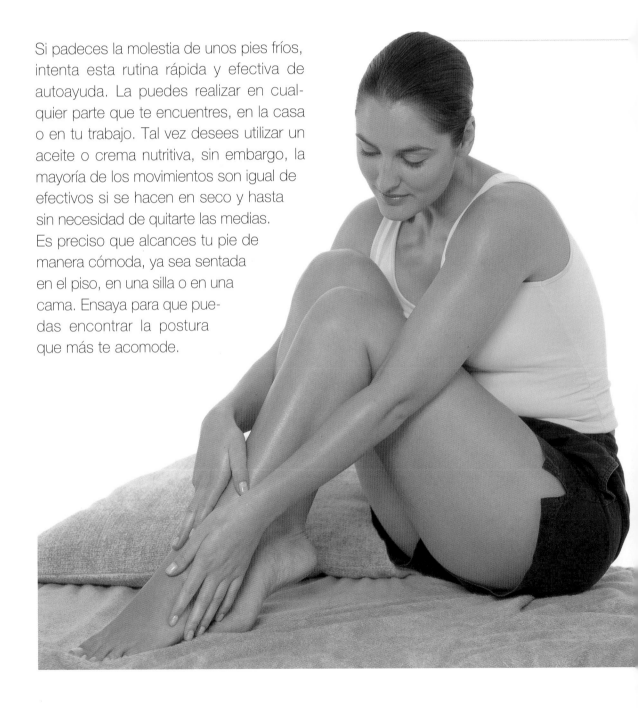

recomendaciones

Preparación

- *Quítate todas las joyas que traigas en las manos, en los pies, en las muñecas y en los tobillos.*
- *Quítate los zapatos.*
- *Siéntate en una posición cómoda.*
- *Prepara una pequeña porción de aceite o crema (opcional, consulta el Capítulo Tres).*
- *Lávate las manos con agua tibia, necesitan estar calientes antes de empezar.*

CALENTAMIENTO INICIAL

Proporciona a tu circulación una reactivación con estos movimientos suaves y arrolladores. Una presión firme y confiada mejorará una circulación deficiente de la sangre y del sistema linfático en los pies y en la parte inferior de las piernas.

1 Si utilizas aceite o crema, súbete los pantalones y quítate las medias. (Es preferible hacerlo al inicio cuando tus manos están secas). Vierte un poco de aceite o crema en la palma de una de tus manos. Frótalas para que se calienten y se cubran bien con el lubricante.

2 Con la rodilla doblada, masajea con ambas manos desde el tobillo hasta la rodilla, hazlo con un movimiento lento, rítmico y fluido. Mantén las manos abiertas y suaves, haz el mayor contacto posible con las palmas y con los dedos. Imagina que tus manos son de plastilina o pasta blanda moldeable para jugar y amóldalas al contorno de tus piernas.

3 Aumenta la presión de manera gradual; que tus movimientos sean largos, uniformes y seguros al ir subiendo hacia la rodilla. Disminuye la presión al llegar a la rodilla y desliza las manos por la parte lateral de las piernas hasta la posición inicial.

4 Trabaja en la parte inferior de la pierna por la parte delantera y la trasera hasta que se sienta caliente y relajada.

- *Continúa mientras te resulte agradable ¡y así será!*

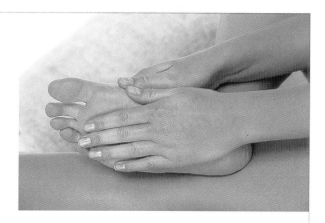

MASAJE LIGERO EN LOS PIES

Ahora que tu pierna ha entrado en calor, presta atención a tu pie. Descansa el tobillo sobre una toalla que colocarás en el muslo de la otra pierna. Como alternativa, si estás sentada sobre el piso, tal vez prefieras utilizar un cojín.

1 Coloca uno de tus pies entre las palmas de tus manos, utiliza ambas manos de manera simultánea y en un solo movimiento date un masaje ligero desde los dedos del pie hasta el talón. Repítelo tres veces.

2 Con las manos en la misma posición empieza a mover la parte plana de tus manos formando círculos grandes, hazlo con una mano arriba y otra abajo, como si fueran las ruedas de un tren.

3 Para terminar la secuencia, coloca el pie entre las palmas de las manos, con los dedos de la mano apuntando hacia los dedos del pie. Desliza las manos hacia la parte inferior del pie hasta los dedos. Repite este movimiento tres veces.

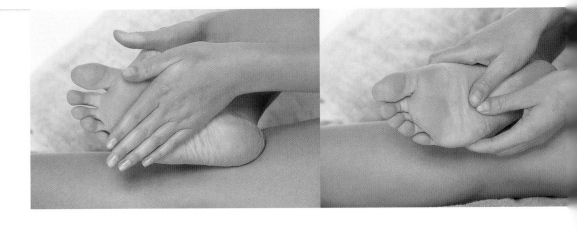

FRICCIÓN EN EL PIE

Frotarse los pies es una reacción natural cuando los sentimos fríos, ya que ayuda a generar calor y se siente maravilloso. La presión debe ser bastante firme para que se estimule la circulación de la sangre en esa zona y para que todo el cuerpo entre en calor y se vigorice.

1 Con el pie entre las palmas de tus manos, frota con energía la superficie de la piel, utiliza movimientos cortos y estimulantes de atrás para adelante en cualquier dirección. Descubrirás que de forma natural una mano se moverá hacia adelante y la otra hacia atrás. Mantén las muñecas flexibles y los dedos extendidos. Abarca todo el pie, incluyendo los dedos, el talón y el tobillo.

2 Termina con un masaje muy suave en todo el pie.

Mantén las manos en movimiento para que no te quedes en el mismo lugar durante mucho tiempo.

MASAJE EN FORMA DE ABANICO EN LA PLANTA DEL PIE

Este movimiento es más agradable cuando la presión que se ejerce es firme pero reconfortante.

1 Sostén tu pie con ambas manos, coloca los dedos en la parte superior del pie y los pulgares de forma que se unan en el arco. Enseguida presiona con las yemas de los pulgares y con un movimiento largo y deslizante en forma de abanico, empújalos hacia arriba hasta la base de los dedos y hacia la parte exterior del pie. Mantén los pulgares lo suficientemente rígidos y en continuo contacto con la piel mientras los deslizas hacia arriba hasta formar una T curva.

2 Mantén una presión uniforme en el movimiento ascendente y después deslízate sobre la piel para regresar a la posición inicial. Repite este movimiento cuatro veces.

nota

La planta del pie es muy sensible al tacto. Advierte cómo un masaje suave tranquiliza todo el cuerpo mientras que los movimientos más enérgicos tienen un efecto más estimulante.

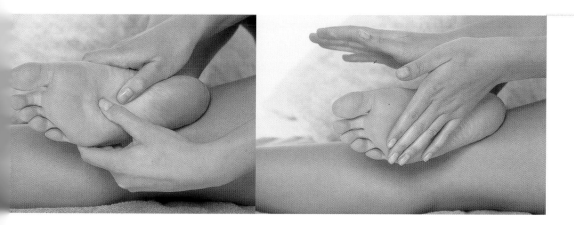

EXPLORACIÓN DE LA PLANTA DEL PIE

Utiliza estos movimientos de presión leve semejantes a la acción de amasar con el objetivo de descubrir las zonas tensas en la planta de tu pie. Así sabrás con exactitud el área en la que debes trabajar para obtener mejores resultados. Estas técnicas ayudan a relajar los músculos, a mitigar los dolores y las molestias y a mejorar la circulación.

1 Con las manos en la posición del ejercicio anterior, utiliza las yemas de tus dedos para hacer movimientos circulares pequeños sobre toda la planta del pie y alrededor del talón. Los pulgares deben trabajar de manera simultánea y ejercer una presión profunda pero cómoda, siente la sensación de descanso que te produce esta presión leve semejante a la de amasar.

2 Enseguida apoya la parte superior del pie con una mano y cierra ligeramente el puño de la que te queda libre. Gira con firmeza el puño sobre la planta del pie valiéndote de los nudillos para hacer movimientos circulares pequeños que liberen la tensión.

3 Termina la secuencia con un masaje suave y leve para aliviar cualquier incomodidad que haya ocasionado la presión profunda.

PALMADITAS EN EL PIE

Este es un movimiento vigorizante y reconfortante que estimula la circulación de la sangre hacia los pies y que proporciona un bienestar general. Evite este ejercicio en áreas inflamadas o con callosidades.

1 Suministra palmaditas suaves a tus dedos del pie con las manos extendidas, una después de la otra con la misma rapidez y ritmo que lo harías al tocar un instrumento de percusión. Mantén tus muñecas relajadas y deja que tus dedos reboten tan pronto como toquen la piel. Empieza con lentitud para que el movimiento sea enérgico y flexible.

2 Repite este ejercicio sobre la parte superior y la planta del pie.

3 Después de este movimiento vigorizante proporciona un masaje muy suave para aliviar el área.

• *Trata de utilizar la parte lateral de las manos para dar las palmaditas en la planta del pie.*

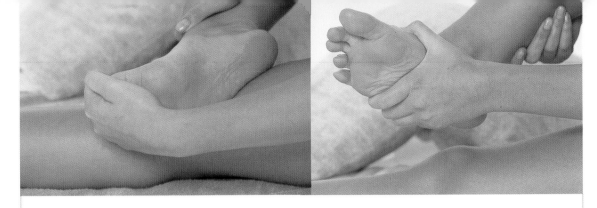

MOVIMIENTO GIRATORIO Y ESTIRAMIENTO DE LOS DEDOS DEL PIE

Si se te tienden a enfriar los pies, practica con regularidad esta serie de ejercicios, te ayudarán a aflojar las articulaciones y a mantener una circulación adecuada en las extremidades. Si tienes articulaciones adoloridas, inflamadas o artríticas en los dedos del pie, consulta a un médico o a un fisioterapeuta antes de hacer los siguientes ejercicios.

1 Apoya el pie en una de tus manos y sostén los cinco dedos del pie con la otra. Con la palma de la mano, aprieta con firmeza los dedos a la altura de la capa gruesa de tejido graso que se encuentra bajo la planta del pie, circunda con tus dedos de la mano los del pie, de manera que apunten hacia el tobillo. Empuja con suavidad los dedos del pie hasta que se doblen en dirección a la pierna. Sostenlos mientras cuentas hasta seis. Libéralos. Repite cuatro veces y trata de mantener un movimiento lento y controlado.

2 Con las manos en la misma posición, sujeta con firmeza los dedos del pie y con suavidad hazlos girar de manera simultánea. Empieza con un movimiento en el sentido de las manecillas del reloj. Repítelo seis veces. Enseguida invierte el movimiento para que giren en la dirección contraria, y repítelo también seis veces.

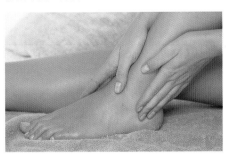

MOVIMIENTO GIRATORIO DEL TOBILLO.

Un masaje de pies no está completo sin movimientos giratorios del tobillo. Este movimiento sencillo ayuda a mantener la flexibilidad y a prevenir la rigidez y también es un ejercicio muy eficaz para favorecer la circulación Si tienes tobillos adoloridos, inflamados o artríticos, consulta primero con tu médico o fisioterapeuta.

1 Apoya la pierna sobre una de tus manos un poco arriba del tobillo. Aprieta el pie con la otra mano. Sostenlo con firmeza, utiliza la mano para girar el tobillo con un movimiento en el sentido de las manecillas del reloj. Mantén el movimiento preciso y controlado, trata de lograr un rango total de movimiento, mas no lo forces. Repítelo cinco veces.

2 Gira el tobillo cinco veces en la dirección contraria.

• *Convierte este ejercicio giratorio del tobillo en una parte de tu rutina diaria, notarás que la movilidad de tu tobillo empezará a aumentar de manera gradual.*

MASAJE FINAL

Tu tobillo ya debe haber entrado en calor y estar revitalizado. Para terminar, relaja las terminaciones nerviosas con un masaje suave y lento.

1 Utiliza tus manos para friccionar con firmeza desde los dedos del pie hasta las tobillos y si así lo deseas, continúa hasta la rodilla.

2 Valiéndote de las yemas de los dedos, proporciona un masaje muy ligero y relajante a todo el pie y a la parte inferior de la pierna.

3 Enseguida sostén el pie entre tus dos palmas. Quédate quieta y siente el calor de tus manos sobre tu pie. Suéltalo lentamente y retira tus manos.

• *Cubre el pie con una toalla para mantenerlo caliente y repite la secuencia en el otro pie.*

Masaje
reanimante de pies

Un masaje también puede reavivar unos pies cansados, quitar el dolor, mantener la flexibilidad de las articulaciones y favorecer la circulación. Prueba esta secuencia en otra persona, varía la profundidad y la velocidad del masaje según la disposición de ánimo y la ocasión. Empieza con el pie derecho y repite la serie de movimientos en el pie izquierdo.

Qué necesitas

- Una almohada pequeña o un cojín.
- Dos sillas, una mesa pequeña y/o cojines dependiendo de la postura.
- Un recipiente pequeño con crema o aceite apropiado (véase el Capítulo 3).
- Una espátula de plástico o de madera para la crema.
- Dos toallas pequeñas.
- Toallas de papel para que te limpies las manos y para absorber cualquier derrame.
- Música de fondo suave (opcional).
- Una frazada (opcional).
- Un reloj (opcional).
- Agua de colonia (opcional).
- Algodón (opcional).
- Un espejo (opcional).
- Un calzador (opcional).

Aconséjale a quien recibe el masaje que:

- Use ropa cómoda y suelta. Se enrolle los pantalones para que se le pueda dar masaje en la parte inferior de la pierna.
- Se quite los anillos de los dedos del pie o las cadenitas del tobillo.
- Te indique cualquier afección médica que pueda interferir con el masaje (véase la página 46). Pregúntale si tiene alguna alergia y dale a escoger entre aceite o crema. Vaya al baño.
- Experimente con diferentes posturas para asegurarte que ambas estén cómodas.
- Se una a ti al hacer respiraciones lentas y profundas, que se concentre, junto contigo, en el masaje que va a recibir.

Procedimiento

- Usa ropa cómoda y lavable. Disminuye la iluminación.
- Asegúrate de que la habitación esté a temperatura cálida y que no haya corrientes de aire.
- Cerciórate de tener privacidad y de que no se perturbe durante un periodo de por lo menos 20 minutos. Enciende la contestadora telefónica o desconecta el teléfono.
- Quítate cualquier joya que pueda interferir con el masaje.
- Lávate las manos. Verifica que tus uñas estén cortas, suaves y limpias.
- Cubre cualquier cortada o herida con una curita.
- Caliéntate las manos frotándolas una con otra con rapidez. Realiza unos pocos ejercicios de movilidad (véanse las páginas 116-9) con el fin de liberar cualquier tensión.

Prepárense

Algunas personas se sienten un poco extrañas cuando reciben un masaje en los pies. Es posible que crean que tienen pies feos o malolientes o que cuando los toques sentirán cosquillas. Así que, antes de empezar el masaje, explícale exactamente lo que vas a hacer y haz un resumen breve de algunos de los beneficios.

Dialoguen

Dale la oportunidad a quien recibe el masaje de hacer preguntas y asegúrale que te detendrás si cualquier movimiento resulta doloroso o incómodo.

Ponte cómoda

Existe cierta inclinación a lanzarse directamente al masaje sin pensar en tu propia postura. Con frecuencia, no es sino hasta medio masaje que te das cuenta de que te duele la espalda y de que quien recibe el masaje no ha podido relajarse. Así que, toma tu tiempo y haz un esfuerzo para asegurarte de que ambas estén cómodas, bien apoyadas y en el ángulo correcto. De preferencia, tu espalda debe estar alineada, a la altura del pecho, con los pies de quien recibe el masaje, a fin de evitar tensión muscular en los brazos. Debes poder moverte con libertad y poder respirar con facilidad. Con algunos ensayos creativos podrás encontrar la solución ideal. Dependiendo de las circunstancias, puedes seleccionar una de las siguientes posiciones:

Primera posición del pie

Quien recibe el masaje debe colocarse sobre la cama o en un sillón reclinable con sus pies sobre los tuyos. Tú debes sentarte en una silla más baja o en un taburete para que puedas estar frente a la persona y puedas tener un fácil acceso a sus plantas de los pies. Coloca un cojín pequeño o una toalla enrollada debajo de sus rodillas para que sus pies estén en una posición relajada. Asegúrate de que tu compañera de masaje se sienta cómoda y de que su cuello y espalda tengan el apoyo adecuado. Utiliza cojines extras para afianzarla si decide sentarse en una posición semi-reclinada.

Segunda posición del pie

Quien recibe el masaje se sienta en una silla con sus piernas sobre un taburete o mesa pequeña de altura semejante. A su vez, descansa sus pies sobre tu regazo. Coloca sus pies sobre un cojín cubierto por una toalla y solicítale que doble ligeramente sus rodillas. Siéntate en una silla, en un taburete o en un cojín, de frente a quien recibe el masaje, pero asegúrate de revisar la altura y posición para que mantengas una buena postura y no necesites agacharte hacia el frente más de lo que requieres para estar cómoda. Una desventaja de esta posición es la intimidad, tal vez quien reciba el masaje prefiera usar pantalones o colocar una toalla sobre su regazo.

Tercera posición del pie

Una vez más quien recibe el masaje se recarga sobre una pila de cojines colocados en el piso. Tú te hincas o te sientas con las piernas cruzadas en el piso recargada contra la pared o algún mueble pesado. Los pies de quien recibe el masaje descansan sobre un cojín en tu regazo.

Limpieza

Es perfectamente natural sentirse avergonzada ante la posibilidad de tener los pies sucios o malolientes, aún cuando acabes de bañarte. Así que, para que quien recibe el masaje se sienta cómoda, primero limpia sus pies. Utiliza algún antiséptico, tollitas húmedas para bebé, o un algodón con agua de colonia. Avísale que es posible que al principio lo sienta un poco frío. Utiliza diferentes toallitas o algodones en cada pie para evitar un posible contagio infeccioso. Limpia sus pies con delicadeza y cuidado como si los estuvieras saludando con cortesía.

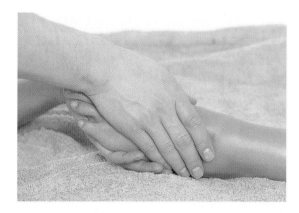

Aprovecha la oportunidad para valorar su condición. Revisa la temperatura, la textura de la piel, el color y la tensión. Vigila la presencia de cortaduras, articulaciones inflamadas, venas varicosas o infecciones por hongos. (Véase el Capítulo 9).

UN SALUDO A LOS PIES

Las primeras impresiones son muy importantes y tu primer contacto con quien recibe el masaje fija la pauta para todo el tratamiento. Inspira confianza y seguridad. Siente cómo los pies de la persona se van suavizando y se vuelven más receptivos al tacto.

1 Con mucha delicadeza, acuna con ambas manos el pie derecho de quien recibe el masaje. Sostén el pie asegurándote de que se da el mayor contacto posible de piel a piel, lo que favorecerá que el pie se relaje con la calidez y la comodidad de tus palmas.

2 Sostenlo durante uno o dos minutos. Puedes pedirle a quien recibe el masaje que realice algunas respiraciones profundas que le ayudarán a relajarse y obtener así óptimos beneficios del masaje. Te le puedes unir al hacerlas. Es sorprendente la eficacia de las respiraciones profundas para liberar las tensiones cotidianas.

3 Retira lentamente tus manos con el fin de soltar poco a poco el pie.

• *No trates de apresurar este paso inicial. Ayuda a dar una sensación de seguridad a quien recibe el masaje.*

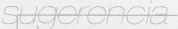

sugerencia

Dependiendo de la posición del pie, tal vez necesites adaptar ligeramente algunos de los movimientos para que tus brazos y manos se puedan mover con libertad.

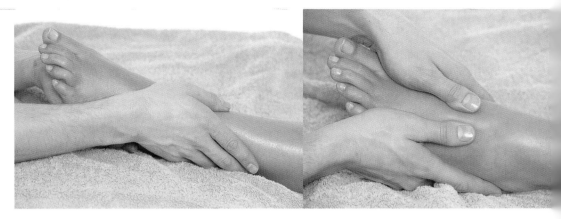

MASAJE DE CALENTAMIENTO

Esta secuencia de presión fluida hace que el aceite o la crema puedan penetrar, lo que ayuda a que se caliente y se prepare el pie para el masaje.

1 Pon un poco de aceite o crema en la palma de tus manos. Añade un poco más si la piel de quien recibe el masaje está muy reseca, pero procura no excederte porque se te pueden resbalar las manos. Frótate las manos para que se te calienten las palmas y los dedos y para que se cubran bien con el lubricante.

2 Enseguida coloca el pie derecho de quien recibe el masaje entre las palmas de tus manos, una deberá cubrir la parte superior del pie y la otra la planta del pie. Coloca las manos en posición orante para que se pueda obtener un contacto óptimo de piel a piel.

3 Desliza tus manos, con suavidad pero con firmeza, en un movimiento ascendente, desde la punta de los pies. Cuando llegues al tobillo, vuelve a deslizarlas con una presión suave hacia los dedos del pie, no pierdas el contacto en todo el trayecto. Debe ser un movimiento suave, rítmico y generalizado que abarque el contorno del pie. Procura que tus manos se amolden al pie.

4 Si lo deseas, puedes seguir el masaje hasta la rodilla, ejerce una presión más firme en el movimiento ascendente y enseguida desliza de regreso las manos hasta el tobillo.

5 Repítelo varias veces hasta que el pie se sienta caliente y relajado.

• *Cubre el otro pie de la persona con una toalla para que mantenga su calor.*

APERTURA DEL PIE

Este es un movimiento maravilloso de estiramiento y liberación que ayuda a mitigar la tensión de pies cansados y adoloridos. Pruébalo en ti misma cuando hayas estado de pie todo el día.

1 Coloca tus manos a los lados del pie, los dedos en la planta y los pulgares en la parte superior. Enseguida ejerce una presión leve con tus pulgares con el fin de estirar la parte superior del pie y atraer los lados hacia ti. Conforme muevas los pulgares hacia fuera, siente cómo el pie se empieza a arquear ligeramente. Sostén esa posición durante cinco segundos y después libérala con suavidad.

2 Repite esté movimiento tres veces, trata de avanzar hacia abajo del pie cada vez que lo realices.

• *Mantén la presión en la parte superior del pie y ten cuidado de no apretar los dedos de la persona que recibe el masaje.*

MOVIMIENTO ENTRECRUZADO

nota

Los pies de la persona que recibe el masaje merecen cuidado y respeto. Después de todo, se ha calculado que durante un término de vida promedio, la mayor parte de nosotros ¡camina el equivalente de cuatro veces la circunferencia de la Tierra! Cada vez que damos un paso ponemos sobre cada pie 1.25 veces el peso de nuestro cuerpo. Para la mayoría de las personas esto equivale a un total de un millón de libras diariamente.

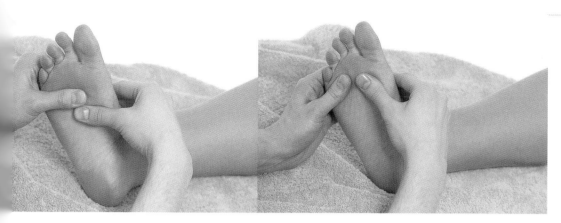

EN LAS PLANTAS DEL PIE

Un masaje con movimientos firmes en la planta del pie puede ser muy agradable. Este masaje profundo ayuda a aliviar la tensión y a calentar la planta del pie. Trata de mantener un ritmo lento y parejo con una presión uniforme.

1 Sujeta el pie con ambas manos, coloca tus pulgares sobre el talón y tus dedos superpuestos en la parte superior del pie. Enseguida, desliza uno de los pulgares sobre el otro en un movimiento entrecruzado hacia cada lado del pie. Mueve los pulgares con una presión firme uno después de otro y de manera simultánea en direcciones opuestas. Sin perder contacto con la piel, alterna este movimiento de manera que abarques toda la planta desde abajo hasta arriba.

2 Continúa con el movimiento entrecruzado desde arriba hasta el talón.

3 Repítelo tres veces.

• Intenta varios cambios de velocidad. Un movimiento lento es muy reconfortante, mientras que uno más rápido es vigorizante.

MOVIMIENTOS CIRCULARES CON LOS PULGARES

Esta secuencia funciona a más profundidad, ayuda a estimular la circulación de la planta del pie y como consecuencia genera calor y favorece la flexibilidad.

1 Con tus manos en la misma posición del principio del movimiento anterior, utiliza las yemas de tus pulgares para hacer movimientos circulares pequeños en la planta del pie. Tus pulgares trabajan de manera simultánea para girar la piel sobre los tejidos subyacentes. Es un movimiento rítmico semejante a la acción de amasar –presiona, levanta, comprime y libera.

2 Trabaja en dirección ascendente desde el talón hasta la base de los dedos del pie, el movimiento debe ser parejo y continuo de forma que los pulgares no pierdan contacto con la piel. Repite estos movimientos circulares hasta que hayas abarcado toda la planta del pie.

• Consulta de manera continua con quien recibe el masaje, ya que es posible que algunas zonas del pie puedan ser un poco más frágiles o delicadas.

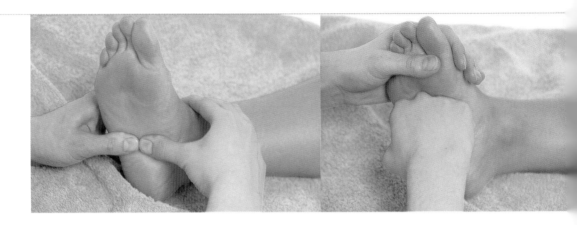

GOLPETEO SUAVE CON LOS PULGARES

Esta secuencia de masaje profundo se siente delicioso después del movimiento anterior. Debes estar en una posición que te permita hacerte ligeramente hacia atrás y a la vez mantener recta la espalda.

1 Sujeta el pie con ambas manos, coloca tus dedos superpuestos en la parte superior y tus pulgares en la parte carnosa debajo de los dedos. Amolda tus dedos al pie de la persona que recibe el masaje, de tal manera que éste descanse de manera segura en tu mano. Realiza movimientos descendentes, cortos y deslizantes, con tus pulgares. Alterna tus pulgares y realiza un movimiento rítmico que fluya de manera semejante al que hacen las olas.

2 Sigue este movimiento hasta llegar al talón, de manera que cubras toda la planta del pie.

3 Cuando tus pulgares lleguen al talón, libera la presión y desliza ambos pulgares en forma simultánea y ascendente por los lados del pie. Enseguida con la punta de los pulgares, regrésalos hacia el talón con movimientos firmes y seguros.

4 Desliza los pulgares hasta la posición inicial y repite la secuencia cuatro veces.

• *Anima a la persona que recibe el masaje para que disfrute la sensación de hormigueo que se produce al mejorar la circulación de la sangre.*

ESTIRAMIENTO DE LA PLANTA DEL PIE

Es un movimiento de estiramiento y relajación que complementa los anteriores en la planta del pie y que ayuda a aflojar y suavizar el pie.

1 Apoya la palma de una de tus manos en la parte superior del pie de quien recibe el masaje. Cierra ligeramente el puño de la que te queda libre y coloca los nudillos debajo de la parte carnosa de la planta del pie. Desliza el puño en un movimiento descendente sobre la planta del pie, de tal forma que los dedos doblados, mas no los nudillos, presionen sobre la piel. Esto crea un estiramiento profundo y muy placentero. Repítelo tres veces.

2 Enseguida utiliza la parte carnosa posterior de la mano que te queda libre para hacer un movimiento circular firme alrededor del arco del pie. Realiza un círculo amplio y mantén el mayor contacto posible. Mantén tu mano suave y relajada con la palma sobre la piel. Repítelo tres veces.

MASAJE EN LA PARTE SUPERIOR DEL PIE

Este es un movimiento de masaje ligero que puede ser muy vigo-rizante o muy tranquilizante, dependiendo de la velocidad del movimiento. Para obtener mejores resultados, debes estar en una posición que te permita hacerte ligeramente hacia atrás y a la vez mantener recta la espalda y sacar los codos hacia los lados.

1 Sostén el pie de la persona que recibe el masaje con ambas manos, con tus pulgares apo-yándose en la parte de abajo y las puntas de todos los dedos en la parte superior, alineadas con los dedos del pie. Eleva los codos hacia los lados para masajear con los ocho dedos restan-tes de forma descendente y ligera desde la parte superior del pie hasta el tobillo.

2 Presiona con los dedos alrededor del hueso del tobillo, con tu mano derecha del lado derecho y con la izquierda del lado izquierdo, realizando un movimiento circular.

3 Enseguida recárgate hacia atrás y de manera simultanea regresa tus dedos hasta los dedos de los pies con una presión más pareja y ligera que la anterior.

4 Repite esta secuencia cuatro veces.

• *Ten cuidado de no presionar con demasiada fuerza sobre los huesos de la parte superior del pie, cerciórate con quien recibe el masaje de que la presión no sea muy fuerte.*

TÓNICO PARA LOS DEDOS DEL PIE

Este movimiento tiene un efecto relajante sorprendente. Mueve los codos hacia fuera para realizarlo de manera más eficaz.

1 Sujeta el pie con ambas manos, coloca tus dedos superpuestos en la planta del pie y tus pul-gares en la parte superior. Acomoda tus pulgares en la parte donde inician los dedos del pie, entre el dedo gordo y el siguiente. Enseguida ejerce masaje con la yema de uno de tus pulgares con una presión firme y en dirección descendente en un tramo de unos 2.5 centímetros. El pulgar debe seguir el surco entre los tendones de la parte superior del pie. Conforme un pulgar com-pleta el movimiento, el otro sigue el mismo tra-yecto de manera rítmica.

2 Repite unas 10 veces este movimiento, que es semejante al que hacen las olas, ya que un pulgar fluye después del otro.

3 Cambia tus manos para repetir este movi-miento a lo largo de todos los surcos de la parte superior del pie, hasta terminar con el dedo pequeño.

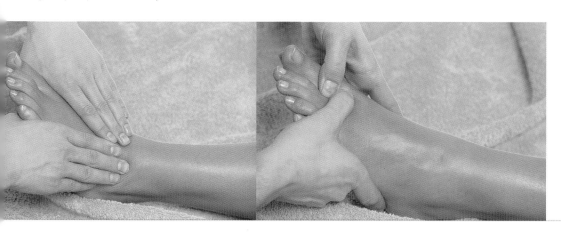

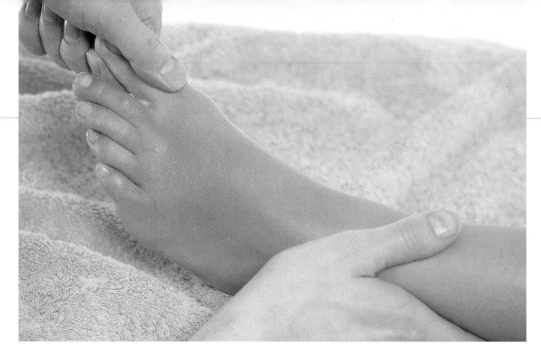

COMPRESIÓN Y ESTIRAMIENTO DE LOS DEDOS DEL PIE.

Esta secuencia es placentera y vigorizante para pies cansados. Ayuda a movilizar las articulaciones rígidas, fortalece los músculos y estimula la circulación de la sangre, lo que brinda calor, nutrimento y relajación. No trates de rehacer dedos deformados, trabaja alrededor de ellos. Evita este movimiento si la persona que recibe el masaje tiene articulaciones adoloridas, inflamadas o artríticas. Cambia de posición y de mano según lo requieras, ya que puede ser difícil trabajar con los dedos pequeños. Tal vez te sirva elevar los codos hacia fuera.

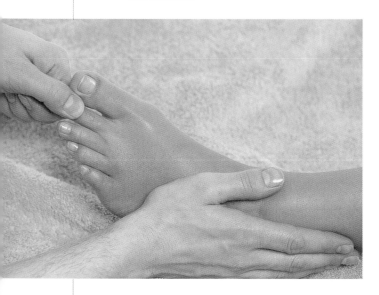

1 Sostén el pie con una mano. Utiliza la otra para asir el dedo gordo del pie de quien recibe el masaje entre tu pulgar y tu dedo índice. Sujétalo por la base, no por la punta, asegúrate de que esté bien apoyado. Enseguida gíralo tres veces, con lentitud y firmeza en dirección de las manecillas del reloj, después gíralo otras tres veces en la dirección contraria. Cuida que el movimiento sea suave y continuo pero mantente dentro del rango de movimiento de la otra persona, no lo violentes.

2 Con el pulgar y el dedo índice, sigue sosteniéndolo en la misma posición y con suavidad haz rodar y oprime el dedo gordo del pie mientras mueves tu mano hacia la punta.

3 Desliza tu pulgar y dedo índice hasta llegar a la posición inicial y después, poco a poco, estíralos hacia ti para que tus dedos puedan resbalarse por todo lo largo del dedo gordo y lograr una sensación agradable de estiramiento. De forma gradual permite que tus dedos se desprendan de la punta del dedo del pie. Para crear un efecto realmente relajante, continúa el movimiento como si estuvieras jalando un cordón de la punta del dedo del pie.

4 Repite esta secuencia de movimientos en el siguiente dedo del pie hasta terminar con el dedo pequeño.

• *Tal vez se te facilite más girar los cinco dedos a la vez.*

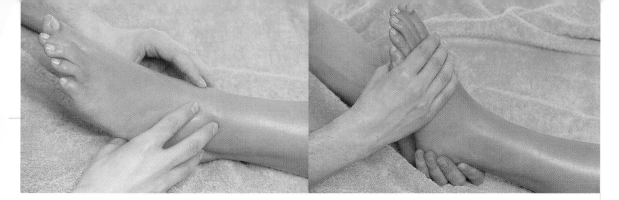

PRESIÓN LEVE EN EL TOBILLO SEMEJANTE A LA ACCIÓN DE AMASAR.

Este movimiento ayuda a reconfortar y relajar tobillos rígidos, cansados e hinchados ya que permite a expulsar productos residuales y exceso de líquidos y estimula el suministro saludable de sangre que nutre los tejidos circundantes.

1 Sostén el pie de manera que el tobillo quede encerrado entre tus manos. Coloca tus dedos alrededor del hueso del tobillo y tus pulgares sobre el arco, no presiones, sólo descánsalos sobre la piel. Utiliza las yemas de dos o más de tus dedos para hacer pequeños movimientos circulares, semejantes a la acción de amasar, alrededor de las dos prominencias redondas a cada lado del tobillo. Masajea ambos lados del tobillo de manera simultánea. Repítelo tres veces.

2 Ahora coloca el tobillo en el hueco de la palma de una de tus manos. Con la mano fija en esta posición ahuecada, utiliza la palma y los dedos para dar al talón un masaje suave con movimiento circular firme.

3 Libera tu mano ahuecada para que puedas masajear el tendón de Aquiles que se encuentra detrás del talón. Ejerce movimientos circulares en ambos lados del tendón de Aquiles, hacia la parte trasera de la pantorrilla. Mantén una presión ligera y reconfortante.

• *Utiliza tu mano libre para dar apoyo al pie.*

TOQUE FINAL

Termina el masaje de pies con unos golpecitos muy suaves para mitigar las terminaciones nerviosas sensoriales y proporcionar una sensación de paz y relajación profundas.

1 Utiliza ambas manos para dar un masaje muy suave con la yema de tus dedos sobre toda el área del pie. Realiza los movimientos de manera lenta pero precisa. Trabaja desde el tobillo hasta los dedos del pie. Repítelo tres veces.

2 Disminuye la presión de manera gradual, de manera que tus dedos apenas toquen la piel, como si estuvieras dando un masaje con una pluma. Desliza tus manos de manera muy lenta y al llegar a la punta de los dedos, retíralas con suavidad. Repítelo tres veces.

3 Durante unos cuantos segundos, sostén el pie con firmeza entre la palma de tus manos.

MOVIMIENTO ROTATORIO EN EL TOBILLO

Este sencillo movimiento rotatorio ayuda a relajar los tendones y los ligamentos alrededor de las articulaciones del tobillo y a estirar y aflojar el tendón de Aquiles. Los movimientos rotatorios son también muy benéficos para mejorar la circulación de la sangre en pies fríos y para prevenir la hinchazón de los tobillos. Si quien recibe el masaje tiene estructura ósea frágil o tobillos adoloridos, inflamados o artríticos, consulta con su médico para cerciorarte de que este ejercicio sea adecuado para ella. Mantente dentro de su rango de movimiento. No coloques su pie en una posición incómoda.

1 Coloca una de tus manos en una posición ahuecada para apoyar el talón del pie. Utiliza la otra mano para sostener con suavidad el pie en la base de los dedos y gíralo tres veces en dirección de las manecillas del reloj, desde el tobillo. Repite el movimiento girando en dirección contraria.

2 Con las manos en la misma posición, estira la parte superior del pie hacia ti. Sostén y libera. Enseguida aléjalo con movimientos lentos, controlados y rítmicos. Sostén y libera. Repítelo unas cinco veces.

• *Los ejercicios rotatorios del tobillo, cuando se practican con regularidad, hacen la gran diferencia en cuanto a la flexibilidad y la circulación.*

Todos nos podemos beneficiar con un masaje de manos y pies, desde los más pequeños hasta los de edad muy avanzada, no sólo en el aspecto físico sino también en el emocional. Esos beneficios serán aún mayores cuando el masaje lo proporciona, con amor y ternura, un miembro de la familia o un amigo cercano.

7 Masaje
para todas las edades

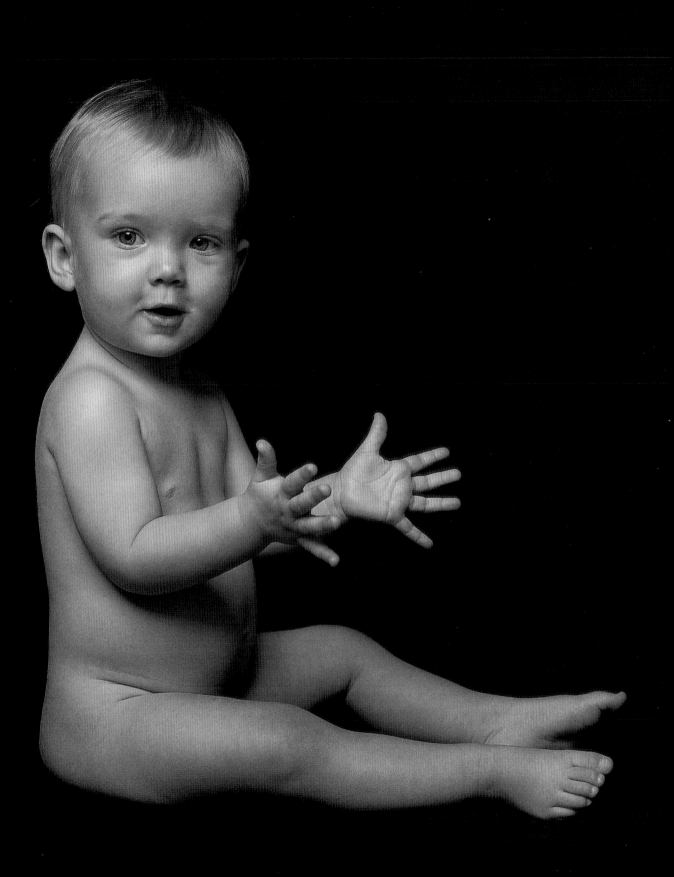

Masaje durante el embarazo

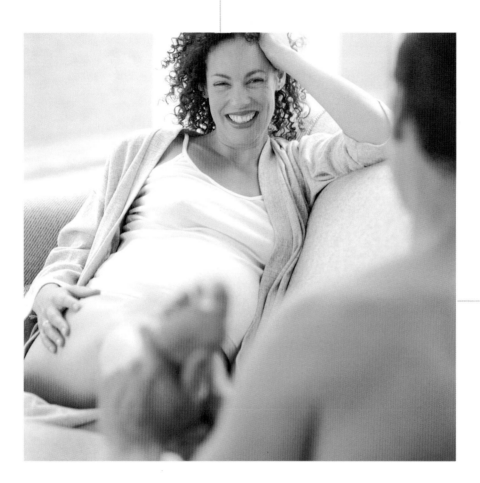

L os beneficios del masaje durante el embarazo y el parto son ya tan reconocidos que muchas enfermeras y parteras están aprendiendo las técnicas y activamente animan a las personas a desarrollar sus propias destrezas como masajistas. El embarazo exige mayores demandas a nivel mental, corporal y espiritual, y muchas mujeres entran en una montaña rusa de altibajos emocionales y físicos. Un masaje suave de manos y pies, o incluso una manicura o pedicura, pueden ayudar en este periodo tan emocionante, pero al mismo tiempo tan lleno de estrés.

Sigue las rutinas de las páginas anteriores utilizando el masaje ligero y tranquilizante. Evita todo movimiento profundo o vigoroso durante el embarazo. Elige una crema nutritiva o un aceite de buena calidad pero no agregues aceites esenciales a menos que te lo aconseje un experto clínico en aromaterapia.

Beneficios para las futuras madres

• Un sencillo masaje de manos y pies puede aliviar las ansiedades prenatales y fomentar una profunda relajación como preparación a una experiencia más positiva al dar a luz.

• El masaje proporciona tiempo para serenarse y revitalizarse, incrementando así los niveles de energía y haciendo que sea más fácil enfrentar las agotadoras tensiones físicas del embarazo.

• Las cremas y aceites nutritivos ayudan a humectar la piel y las cutículas, que a menudo se resecan con el embarazo.

• El masaje de pies puede liberar tensión de pies cansados y puede ayudar a prevenir la hinchazón de tobillos que es tan frecuente en el embarazo.

• El masaje libera sustancias químicas conocidas como endorfinas, que son los analgésicos naturales del cuerpo, y las envía por todo el organismo para ayudar a incrementar el bienestar y aliviar dolores y molestias en general.

• La manicura y la pedicura ayudan a incrementar la confianza y hacen que la persona se sienta mejor con respecto a su apariencia. Y cuando ya no puede cortarse las uñas de los pies, puede pedirle a alguien que se las corte.

• El masaje que le brinde la persona que esté a su lado en el parto puede ser maravillosamente tranquilizador y consolador durante los dolores y el parto. Aunque a muchas mujeres no les gusta que les toquen el cuerpo durante las contracciones, un masaje de manos puede ayudar a liberar la tensión y el dolor.

hecho

En la India y en Japón, se considera que el masaje es parte esencial de las destrezas de una partera. Por tradición, las mujeres reciben masajes con regularidad durante el embarazo y, en los cuarenta días después del parto, las mujeres y sus bebés reciben masajes diariamente para ayudarles a recuperarse de la tensión física y emocional del nacimiento y el parto.

nota

Unas cuantas precauciones

• *Si tienes cualquier duda, no apliques masajes durante el embarazo. Si la persona a quien le darás el masaje padece de una afección crónica, consulta a su médico o a la persona que la atenderá en el parto.*

• *Verifica que no se le haya presentado una nueva afección como hipertensión o diabetes prenatal, ambas son relativamente comunes en el embarazo.*

• *No uses aceites esenciales durante el embarazo, a menos que te lo aconseje un experto clínico en aromaterapia. Los aceites esenciales puros pueden tener un efecto muy poderoso y deberían tratarse con extrema precaución.*

• *Evita dar masaje profundo cerca de los huesos del talón, del tobillo y del talón de Aquiles, pues los expertos en reflexología opinan que estas áreas están relacionadas con el útero y un masaje firme en ellas puede estimular las contracciones. Nunca des masaje en el abdomen durante el embarazo.*

sugerencia

¡Los esposos también se tensan, se cansan y sienten ansiedad! Así que dediquen tiempo a compartir masajes amorosos; y a mostrarse cuánto se valoran y el cuidado que tienen el uno del otro. Hagan un esfuerzo por seguir con los masajes mutuos después del nacimiento del bebé.

Disfruta del masaje con tus hijos

A los bebés y a los niños les encanta que los abracen, los consienten y les den masaje, no sólo es una experiencia tranquilizante y amorosa, también es un toque de cariño que trae consigo beneficios a la salud tanto para el padre o la madre como para el niño. En el reino animal, la madre mantiene cerca a sus cachorros y los mima en todo momento. Y es obvio que la naturaleza sabe mucho. En la actualidad, se han hecho estudios que revelan que los bebés que reciben el calor y la seguridad del contacto físico cercano en sus primeros días, tienden a llorar menos, a hacer menos berrinches y a dormir mejor. De manera similar, los padres pueden recibir beneficios por haber nutrido a sus hijos mediante el tacto. Investigaciones que se han hecho entre nuevas madres revelan que dar masajes a sus hijos con regularidad les ayuda a aumentar su confianza, a fomentar el bienestar y a aliviar las tensiones ocasionadas por el cuidado que debe darse a un bebé.

Compartir el cariño

Expresar amor y afecto a través del tacto es un instinto básico en los padres. Es natural que la mayoría de ellos disfruten jugar con las pequeñas manos y pies de sus bebés utilizando ciertas rimas. Y a medida que sus hijos crecen, es instintivo que les froten un área de dolor para aliviar cualquier molestia, o les ofrezcan caricias tranquilizantes que les dan alivio o seguridad. Los beneficios físicos y emocionales del poder terapéutico del tacto se pueden aumentar aún más cuando se dan a los niños masajes de manos y pies con regularidad, sin importar qué edad tengan, siempre que uno sienta que necesitan más amor y atención.

A los niños también les gusta dar masajes. Los jóvenes tienen menos inhibiciones con respecto al tacto y se les hace perfectamente natural comunicar su amor a sus padres, hermanos y amigos a través de sus manos. De hecho, podrías descubrir que tu hijo o hija tiene un tacto maravillosamente firme y amoroso que produce beneficios casi instantáneos de relajación y bienestar, tanto para quien los da como para quien los recibe. El masaje de manos y pies también puede ser benéfico durante los tempestuosos años de la adolescencia, cuando muchos padres y adolescentes parecen estar en pugna. Estudios recientes muestran que "las partes en conflicto" pueden seguir sintiendo cariño, pero no siempre saben cómo demostrarlo. Un cariñoso masaje de manos y pies puede ayudar a mantener abiertos los canales de comunicación.

Dar y recibir

Como las manos y los pies son tan accesibles, puedes darles masaje estando en cualquier lugar, y en cualquier momento. Y no es necesario desvestirse, hecho que les desagrada a muchos niños, adolescentes y adultos. No es necesario tener una sesión formal ni seguir los pasos con rigidez, simplemente aprovecha cada oportunidad en que ambos estén de humor para un masaje.

Cada niño es diferente y pronto empezarás a descubrir lo que a cada uno le gusta o le

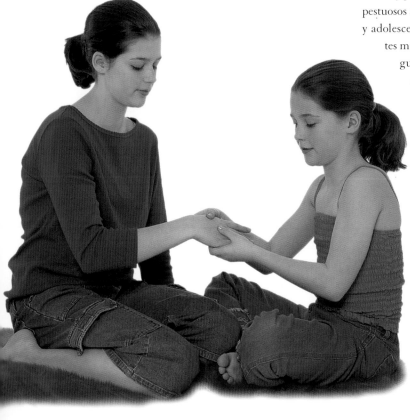

disgusta, sus destrezas y sus preferencias. De hecho, llegar a conocer el carácter de tus hijos y sus cambios de estado de ánimo es uno de los placeres de compartir un masaje con ellos. No obligues a tu hijo o hija a dar o a recibir un masaje; determina el momento adecuado. Y detente tan pronto como ellos o tú se sientan aburridos o de mal humor. Inténtalo en otro momento.

La siguiente rutina proporciona unas cuantas sugerencias para un sencillo masaje de manos y pies que puedas compartir con tu hijo o hija. Puedes seguir toda la secuencia o dar masaje a las manos y a los pies en momentos diferentes. Es probable que una vez que les hayas dado masajes unas cuantas veces, ellos quieran regresarte el favor y también quieran dar un masaje a sus amigos o a sus hermanos o hermanas. Sin embargo, será mejor que no usen aceite, ¡porque ambos acabarían bastante desaliñados!

Cómo dar a tu hija o hijo un masaje con seguridad

- Elige con cuidado el aceite para dar el masaje, pues la piel de los niños es muy sensible, asegúrate de que sea el adecuado. Evita aceites de nuez y aceites esenciales puros a menos que un experto clínico en aromaterapia te lo aconseje.
- No uses aceite en las manos de niños pequeños, porque podrían tallarse los ojos y causarles irritación.
- Antes de dar masaje a un recién nacido, consigue la aprobación de una partera o de un profesional de la salud que haga visitas domiciliarias.
- No des masaje a un niño que se sienta mal, especialmente si tiene fiebre o se le han administrado medicamentos. Espera por lo menos una semana después del tratamiento.
- Trabaja con cuidado cerca de zonas en que la piel esté abierta, pero evita el masaje si tu hijo o hija tiene urticaria o infecciones en la piel.
- Los movimientos del masaje deben ser ligeros y suaves, utilizando mociones suaves y fluidas que se deslicen sobre la superficie de la piel.

Ponte cómoda

Colócate de tal manera que tengas tanto contacto físico con tu hijo o hija como sea posible. Ambos necesitan estar cómodos y apoyarse bien para que puedan moverse con libertad y respirar fácilmente. Verifica que no necesiten torcerse o estirarse.

- A un bebé le encanta el amor, la seguridad y el calor de estar en tu regazo. Siéntate en un cojín y de ser posible, apoya la espalda en la pared o en un mueble que sea firme. Utiliza cojines de diferentes tamaños para encontrar el que sea más cómodo para ti. Pon al bebé en tu regazo, cruza tus piernas o ponlas juntas con las rodillas dobladas. Coloca al bebé sobre una colchonetita, un cojín o una almohada cubierta con una toalla.
- Si tienes dolores de espalda, pon al bebé sobre una mesa o un mueble diseñado para cambiarles pañales, que tenga la altura adecuada. Nunca dejes solo al bebé sobre una mesa ni en otro lugar alto.
- Si se trata de un niño pequeño, siéntate con las piernas extendidas hacia el frente en forma de V y pon al niño en el suelo entre tus piernas.
- Un niño mayor o un adolescente podría disfrutar el masaje en su silla, sofá o cama favorita, o estando sentado en el suelo. Haz que descanse las manos o los pies sobre una almohada cubierta con una toalla de modo que sea cómodo alcanzarlos manteniendo al mismo tiempo el contacto visual.

recomendaciones

Qué necesitas

- Una almohada, un cojín o una colchonetita para cambiar pañales a un bebé. Cúbrelo con una toalla limpia, suave y tibia.
- Aceite o crema de buena calidad apropiados para la delicada piel de un bebé o de un niño (sólo se necesita para el masaje de pies). Pide el consejo del boticario.
- Una espátula de madera o de plástico para la crema.
- Una toalla adicional y toallitas húmedas para bebé.

Procedimiento:

- Asegúrate de que la habitación esté caliente y que no haya corrientes de aire.
- Quítate las joyas que podrían lastimar la piel del niño.
- Verifica que tus uñas estén cortas, sin irregularidades y limpias.
- Lávate las manos con agua tibia.
- Verifica que tú y el bebé estén en una posición cómoda.

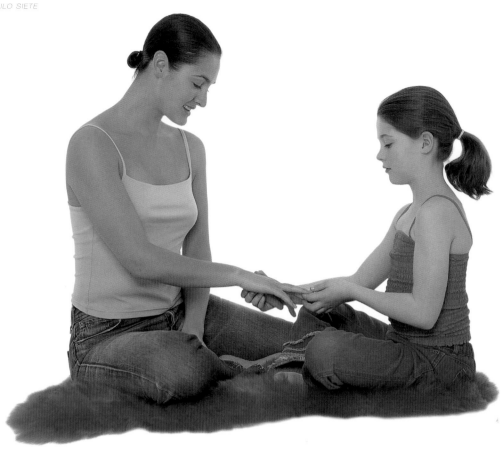

Masaje de pies

Pon una gotita del aceite o la crema adecuada en la palma de una de tus manos. Frótalas con rapidez para que entren en calor.

Saluda

Sostén con firmeza los pies del niño, uno con cada mano, con tus dedos sobre los dedos de sus pies y tus pulgares debajo. Disfruta la suavidad de la piel del niño contra tu piel. Que tu tacto sea suave pero confiado. Sostén así sus pies durante más o menos un minuto para ayudarle a sentirse seguro en tu presencia. Lentamente retira tus manos con un movimiento que acaricie los pies del niño desde el tobillo hasta los dedos.

• *Repite estos movimientos tranquilizantes si los niños se muestran reacios, para ayudarles a relajarse y evita que los movimientos les hagan cosquillas.*

nota

Tu hijo percibe muy bien tu estado de ánimo, así que trata de conservarte tan calmada, relajada y confiada como sea posible. Date el tiempo suficiente para darle al niño toda tu atención, si te sientes tensa o con prisa, deja el masaje para otra ocasión.

Masaje en la planta del pie

Con tus manos sosteniendo los pies del bebé, da un masaje suave a las plantas de sus pies con las yemas de tus pulgares. Mueve los pulgares en círculos utilizando una presión muy ligera y pareja, de modo que se deslicen sobre su piel. Adapta tus manos a la forma de los delicados pies del bebé.

• *Si el niño siente cosquillas en los pies, intenta hacer tus movimientos ligeramente más profundos.*

Fricción de pies

Coloca el pie derecho del niño entre las palmas de tus manos. Manteniendo tus manos suaves, mueve con la parte plana de tus palmas de arriba abajo sobre la parte superior e inferior del pie. Repítelo en el pie izquierdo.

• *Esta es una manera excelente para calentar los pies fríos.*

Compresión en los dedos de los pies

Coloca tu mano derecha debajo del talón del pie derecho del niño para darle apoyo. Con el pulgar y el índice de la mano que tienes libre, oprime y luego estira el dedo gordo de su pie con mucha suavidad, dejando que tu mano flote desde la punta de su dedo en una suave acción de estiramiento. No tires con fuerza del dedo. Repite esto con todos los demás, terminando con el más pequeño. Repite esta secuencia con el pie izquierdo.

sugerencia

Si has disfrutado el compartir el masaje de pies y manos con tu bebé, pide al profesional médico que hace visitas a domicilio que te recomiende un curso sobre masajes a los bebes dados por sus padres en tu zona. Conocerás a otros padres de familia y aprenderás a darle a tu hijo un masaje de todo el cuerpo, con un experto cerca para que te guíe.

sugerencia

Al darle a tu bebé el masaje de pies, permite que las manos del bebé exploren también tu cuerpo. Pero como a las manitas les encanta tocar tu cara y manejar tu cabello, ¡primero quítate los lentes!

Sostén los pies

Termina la secuencia del masaje sosteniendo los pies de tu hijo o hija en la calidez de tus manos. Sostenlos durante aproximadamente un minuto mientras respiras con profundidad y uniformidad.

• *Cubre los pies de tu bebé con una toalla para que se conserven tibios mientras das masaje a sus manos.*

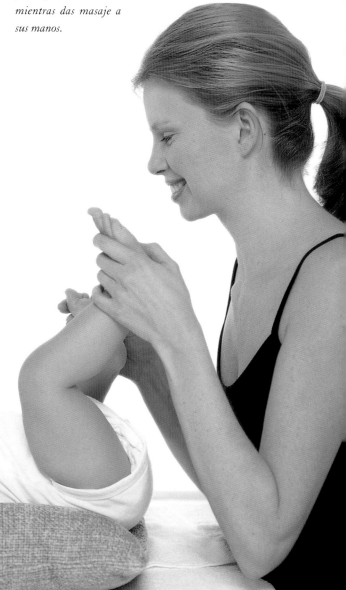

Masaje de manos

Saludo a las manos

Si tienes en las manos algo de aceite o crema, usa una toallita para bebé para eliminar el exceso y evitar el riesgo de que el bebé se frote los ojos con aceite en las manos. Sostén suavemente las manos del bebé en las tuyas durante aproximadamente un minuto.

• *El niño o niña disfruta el sonido tranquilizante de tu voz, de modo que puedes hablar, tararear o cantar suavemente*

Círculos en las palmas

Sostén la mano derecha de tu hijo o hija, con la palma hacia arriba y coloca una de tus manos a cada lado. Tus dedos descansan en la parte de atrás de la mano y tus pulgares están sobre la palma. Extiende suavemente su mano y con las yemas de tus pulgares, traza círculos pequeños alrededor de la palma, subiendo por la parte trasera de sus dedos y su pulgar. Mantén la presión muy suave de modo que tus movimientos se deslicen sobre su piel. Repítelo en la mano izquierda.

Círculos en los dedos

Sostén la muñeca derecha de tu hijo o hija en una mano. Con el índice y el pulgar de la mano que tienes libre, presiona y gira con suavidad el pulgar de su mano derecha. Repítelo en cada dedo, terminando con el meñique. Sigue esta secuencia en la mano izquierda.

• *Sé muy gentil, no hagas la acción con fuerza.*

Caricias en los dedos

Sosteniendo la mano derecha del niño o niña por la muñeca, usa las yemas de los dedos de la mano que tienes libre para acariciar suavemente la parte superior de la mano del niño desde la muñeca hasta la punta de los dedos. Tu tacto debe ser como el de una pluma mientras tus dedos flotan lentamente al alejarse de la punta de sus dedos. Haz aproximadamente diez de estas caricias suaves. Repite en la mano izquierda.

Cómo indicar el final

Termina sosteniendo las manos de tu hijo o hija en la misma forma en que empezaste el masaje. Esto lleva el masaje a un final tranquilo y equilibrado.

El masaje y la generación de personas mayores

El calor y el toque humano que se transmite con el masaje pueden ser especialmente valiosos para las personas mayores. El masaje es una forma de mostrar tu respeto y afecto a familiares y amigos de mayor edad, en una forma que las palabras no siempre pueden expresar. Las enfermeras han comprendido más y más los beneficios físicos y psicológicos del "amor profesional" y han aprendido técnicas de masaje para dar apoyo a las prácticas médicas en el cuidado de pacientes en hospitales, asilos y casas de reposo para ancianos. Un suave masaje de manos y pies es especialmente benéfico para los ancianos que tienen poca movilidad, pues no es necesario cambiar de posición.

Cómo aliviar dolores y molestias

A nivel físico, recibir un masaje de manos y pies con regularidad, combinado con ejercicios de movilidad para manos y pies, puede ayudar a fortalecer los músculos y a mantener las articulaciones flexibles y en movimiento. Esto es importante al paso de los años pues nos ayuda a disfrutar una mejor calidad de vida y a seguir participando en nuestras actividades y pasatiempos favoritos. El masaje también ayuda a la circulación sanguínea y linfática, y mantiene la piel suave y flexible, lo que ayuda a evitar muchos de los problemas de manos y pies que se relacionan con la edad. También proporciona a un amigo o pariente la oportunidad de verificar la salud y la condición de las manos y pies de una persona de edad avanzada, de modo que se pueda tratar cualquier trastorno en su etapa inicial (Véase la página 46). Se debe animar a todas las personas de edad avanzada a revisar sus pies con un espejo con regularidad.

Cómo fortalecer la autoestima

Muchas personas mayores pueden encontrarse solas al final de su vida cuando posiblemente se pasaron todo el tiempo dando amor a otros. Tal vez ya no tengan cerca a nadie que las abrace y las bese al despedirse y al saludar. Recibir un masaje puede traer un toque de cariño a la vida de una persona mayor y ayudar a aliviar cualquier sentimiento de aislamiento y soledad. La ternura del tacto de otra persona puede incrementar la autoestima y fomentar el optimismo y el bienestar.

El avanzar en la edad trae consigo todo un nuevo conjunto de miedos y preocupaciones; las investigaciones muestran que un sencillo masaje de manos o pies que dure cinco minutos puede reducir los niveles de ansiedad y aliviar el estrés emocional. Un masaje suave permite la relajación y produce calma interior, lo que puede ayudar a hacer que sea un poquito más fácil enfrentarse a una situación difícil.

Dar el masaje con cuidado

Para la mayoría de las personas mayores será muy placentero y benéfico recibir un masaje de manos o pies. Sin embargo, es importante ser sensible al estado emocional y físico de la persona a quien darás el masaje. Siempre pídele permiso, y detente si muestra cualquier signo de cansancio o angustia. Debes estar consciente de que tu tacto puede provocar una expresión de pesar o tristeza. Debes estar preparada para escuchar. No esperes ser capaz de responder a preguntas difíciles, pero con sólo prestar atención estás proporcionando un gran consuelo emocional.

Asegúrate de que la persona que recibe el masaje esté en una postura cómoda y pueda moverse y respirar libremente durante el tratamiento. Mantén el masaje ligero y corto, y modifica tus movimientos para adaptarte a sus necesidades particulares. Usa gran cantidad de movimientos tranquilizantes y consoladores y sostén sus manos o pies de tal manera que le des seguridad. Con sólo sostener la mano o el pie de la persona en la calidez de las palmas

de tus manos durante unos minutos puedes generar calor, incrementar la circulación y reducir el endurecimiento.

A medida que avanzamos en la edad, nuestras articulaciones tienden a endurecerse, a doler y a inflamarse. El masaje puede ser muy tranquilizante, pero siempre se debe dar con mucho cuidado cerca de articulaciones afectadas. Nunca trabajes directamente sobre una articulación inflamada o de temperatura más alta, ya que el masaje genera calor y podría agravar la situación. Aplica un masaje suave arriba y abajo de la articulación para mejorar la circulación de la sangre y eliminar el exceso de fluidos y productos residuales del cuerpo en el área. Aplica un masaje desde los dedos de los pies hasta los tobillos, y desde los dedos de las manos hasta las muñecas. Termina con unos cuantos ejercicios suaves de movilización (véase la página 116) pero nunca impongas un movimiento a la fuerza.

Con la edad, la piel a menudo se adelgaza o se vuelve frágil y se puede dañar con facilidad, así que mantén tu presión ligera con muchos movimientos largos y extensos. Asegúrate de tener cortas las uñas y quítate los anillos o cualquier joya que pudiera raspar la piel. Otra condición relacionada con la edad es la osteoporosis, que hace que los huesos pierdan su densidad y se vuelvan débiles y quebradizos. Evita la presión fuerte sobre huesos delicados, pues podría causar una fractura. Ten especial cuidado con los frágiles huesos de las muñecas. Mantén tu tacto suave, gentil y tranquilizante.

Los tratamientos de manicura y pedicura no son simplemente lujos cosméticos; son valiosas terapias para que las manos y los pies estén en buenas condiciones.

Cómo dar

una manicura y una pedicura

Una buena manicura o pedicura incluye un masaje relajante, que pueda estimular la circulación local de la sangre, fortalecer las uñas, mejorar la condición de la piel y ofrecer protección ante el desgaste y deterioro natural causado por la vida cotidiana.

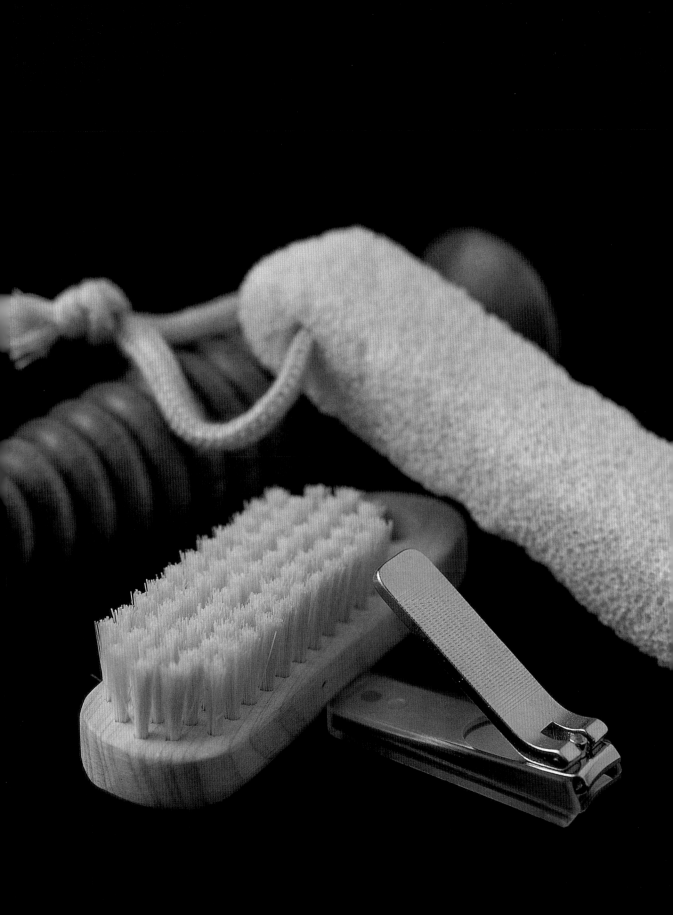

Cómo dar una manicura

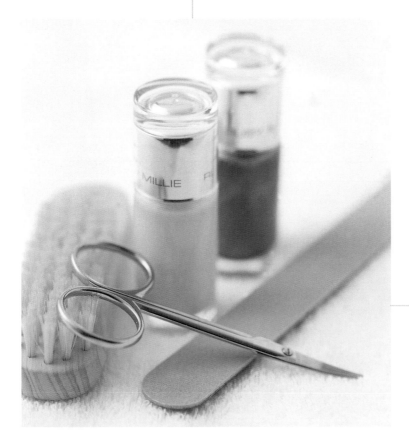

Destina a esta actividad una hora y dale a una amiga o pariente una manicura rápida y fácil. Los siguientes pasos también pueden adaptarse con facilidad a un tratamiento tipo "hágalo usted mismo". Dedicar tiempo al cuidado de tus manos y tomarte la molestia de hacerlo, es algo que te levanta mucho la moral. No es coincidencia que en los hospitales las pacientes a quienes un voluntario de la Cruz Roja les da una manicura informan que sienten más relajación y bienestar. Verás que las manos responden rápidamente cuando se les da cuidado y atención.

recomendaciones
Qué necesitas

- Tres toallas pequeñas para secar las manos y para ponerlas sobre la mesa.
- Toallas de papel para absorber el agua que pueda derramarse y recoger trocitos o limaduras de uña.
- Bolitas de algodón para quitar el barniz de uñas y colocarlo en la punta de palitos de naranjo (implementos de manicurista). Elige algodón natural ya que absorbe mejor el barniz y se pega menos a las uñas.
- Agua de colonia (opcional) para limpiar las manos.
- Quita-esmalte para eliminar el barniz viejo. Úsalo generosamente y elige un quita-esmalte humectante de buena calidad y sin acetona, para evitar que las uñas se pongan quebradizas o se resequen.
- Tijeras de uñas (opcional) para cortar las uñas largas.
- Lima de esmeril para las uñas. Evita las limas de metal porque pueden hacer que las uñas se rompan o se abran. Las limas de esmeril por lo general tienen diferentes texturas en cada lado. El lado más burdo se usa para eliminar el exceso en el largo de las uñas, y el menos burdo para dar forma a las uñas y eliminar orillas duras o protuberancias. Si las uñas son débiles, usa sólo el lado más fino.
- Agua para remojar las manos; llena un recipiente pequeño con agua tibia. Agrega una gotita de shampoo suave ya que reseca menos que la mayoría de los jabones o líquidos limpiadores. Otra alternativa es agregar un poco de aceite de almendra dulce o tres gotas de aceite esencial puro (Véase el Capítulo 3).
- Suavizante de cutícula o aceite de almendra dulce para desprender cutículas duras.
- Cepillo para uñas de cerdas naturales; para limpiar las uñas.
- Palitos de naranjo con algodón en las puntas, para empujar las cutículas y limpiar debajo de las uñas. No utilices nada de metal ni navajas para cutícula, pues se requiere mucha destreza para usarlos adecuadamente. Es importante no cortar la cutícula,

ya que ofrece protección e impide que entren cuerpos extraños bajo la piel; si la piel está dañada, esto podría causar una infección en la uña.
- Crema o aceite adecuado para dar masaje en la piel. Consulta el Capítulo 3 que te ayudará a elegir alguno.
- Espátula de madera o de plástico para aplicar la crema.
- Pulidor de uñas para ayudar a la circulación de la sangre y pulir las uñas dándoles su brillo natural.
- Pasta pulidora (opcional) para añadir brillo extra a las uñas.
- Base y barniz de uñas (opcional); usa siempre una base brillante para lograr una superficie más suave e impedir que el barniz decolore las uñas.

recomendaciones
Qué hacer

- Coloca tus instrumentos de tal manera que todo esté a la mano.
- Quítate todas las joyas y pídele a la persona que va a recibir el manicure que también se las quite. (Manténganlas cerca para que no se les olviden al salir).
- Lávate las manos y caliéntatelas. Cubre con curitas cualquier cortada o rasguño que tengas.
- Pídele a tu compañera:
  – que se ponga ropa vieja (ofrécele un delantal o algo similar para cubrir su ropa y protegerla de cualquier goteo accidental) y que se suba las mangas hasta el codo;
  – que se lave o se limpie las manos con toallitas húmedas o bolitas de algodón remojadas en agua de colonia.

Trabaja cómodamente

Ambas deben estar sentadas a la altura correcta y suficientemente cerca para que no tengas que inclinarte hacia delante. Una de las posiciones más prácticas es sentarse una frente a otra ante una mesita. Extiende una toalla sobre la mesa y dobla otra formando un pequeño cojín para que tu compañera descanse su codo. Pon una toalla de papel en el lugar adecuado para recoger limaduras de uña y disponer de ellas fácil y rápidamente. Conserva la tercera toalla cerca para usarla según sea necesario. Una posición alternativa es sentarse frente a frente con una almohada cubierta con una toalla en tu regazo.

Planea tu manicure

Antes de comenzar, examina cuidadosamente las manos de tu compañera para sentirlas. Verifica que no tenga infecciones en las uñas o una enfermedad de la piel, pues no sería prudente seguir adelante con la manicura. Ve si tiene alguna de las condiciones que requieran cuidado especial en el paso del masaje (véase la página 46). También necesitas averiguar si tiene alergias a cremas, aceites o cosméticos para las uñas. Si es alérgica al barniz de uñas, elimina el último paso de la manicura. Pregúntale también cuales son sus preferencias, por ejemplo, en cuanto a la forma de las uñas y el color del barniz.

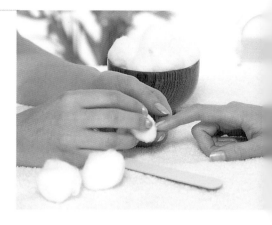

QUITA EL BARNIZ VIEJO

Este paso garantiza que todos los rastros de barniz viejo se eliminen, lo que te permitirá empezar sin obstáculos.

Remoja una bolita de algodón con quita-esmalte y presiónala contra la uña por un momento, luego limpia la uña suavemente. Una pasada rápida no es suficiente para disolver el barniz, especialmente si es de textura brillante. Si es necesario, utiliza un implemento de manicure con algodón en la punta remojado en quita-esmalte para limpiar la cutícula y dejar libre la orilla de la uña.

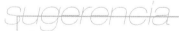

sugerencia

Date la oportunidad de ver la condición general de las uñas y la piel de tu compañera; tal vez te gustaría darle algunos de los consejos sobre el cuidado de las manos que se dan en el Capítulo 9.

sugerencia

Date el gusto de recibir una manicura profesional para mantener tus manos y tus uñas en buenas condiciones. Observa como trabaja la experta y aprende. No te preocupes si tus uñas están mordidas o maltratadas; la manicurista ha atendido a muchas personas con manos similares y podrá darte consejos que te ayudarán. Y una vez que veas que tus uñas se ven mejor después de una manicura, sentirás más inclinación a cuidar de ellas.

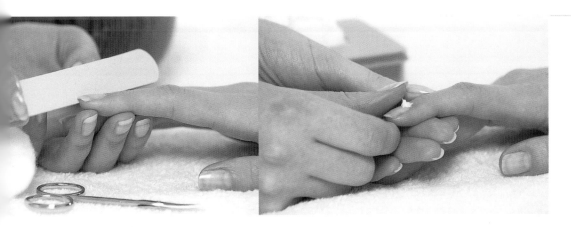

LIMA LAS UÑAS

Ahora, da forma a las uñas. Tu compañera puede tener ciertas preferencias al respecto. Si no las tiene, lima las puntas de las uñas dándoles la misma forma que tienen en la base. Empieza haciendo este paso y el siguiente primero en la mano derecha.

Da forma a cada uña con una lima de esmeril. Un buen lineamiento para tener una técnica correcta para limar uñas es sostener la lima como si fueras a darle un apretón de manos. Inclínala en un ángulo de 45° para que puedas concentrarte en el lado inferior de la uña. Usa el lado más fino y suave para limar la orilla, trabajando de los lados hacia el centro para formar una curva suave. Trabaja sólo en una dirección con movimientos largos y rítmicos. Evita una acción de "serruchar" en un punto, ya que esto puede causar que las uñas se rompan en capas. Ten cuidado de no limar a profundidad en las esquinas de la uña, pues esto debilita la orilla y es más fácil que la uña se rompa.

• *Si las uñas están muy largas, es más fácil cortarlas primero al tamaño aproximado con tijeras para uñas. Córtalas de un lado hacia el centro y repite la acción en el otro lado.*

SUAVIZA LAS CUTÍCULAS

Este paso ayuda a suavizar y aflojar las cutículas (la piel muerta que rodea la orilla de las uñas) para que sea más fácil empujarlas.

Utilizando la punta de tu dedo índice, da masaje a la base de cada uña con una pequeña cantidad de crema o aceite de almendras, y luego a la piel de los dedos que la rodea.

• *Si las cutículas están muy secas, remoja las uñas en un recipiente pequeño con aceite de almendras tibio durante cinco minutos y luego da el masaje con el aceite a las cutículas.*

REMOJA LAS UÑAS

Este paso ayuda a aflojar las impurezas difíciles del rededor de las uñas y ayuda a suavizar las cutículas.

Coloca la mano derecha en el recipiente para remojar manos. Déjala en él de tres a cinco minutos. Mientras la mano derecha se está remojando, repite los dos pasos anteriores en la mano izquierda. Luego pon a remojar la mano izquierda (véase la página 101).

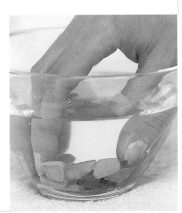

• *Considera la idea de poner piedras de colores en el recipiente para que tu compañera pueda jugar con ellas mientras se remojan sus uñas.*

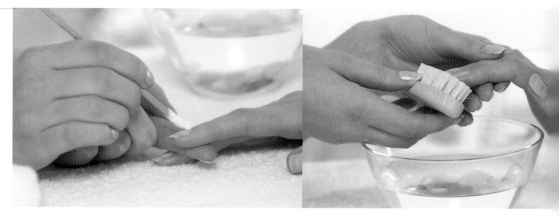

EMPUJA LAS CUTÍCULAS

Esto ayuda a mejorar la apariencia de la zona de la cutícula e impide que las cutículas se adhieran a la uña, lo que podría causar que la cutícula se dividiera.

1 Saca la mano derecha del agua y seca cada uña y cada dedo dándoles golpecitos con una toalla. Aplica un poco de ablandador de cutícula a la base de la uña y dale un masaje suave.

2 Ahora las cutículas deberían estar suficientemente suaves para empujarlas con facilidad con una varita que tenga algodón en la punta. Para tener mejores resultados, sostén la varita como si fuera una pluma. Sé delicada, no apliques demasiada presión. Repite el paso en la mano izquierda.

• *Otra alternativa es envolver la punta de tu dedo con una toalla suave y utilizarla para empujar las cutículas. Puedes hacer esto en tus propias cutículas después del baño.*

LAVA LAS MANOS

Este paso ayuda a eliminar el exceso de ablandador de cutícula, que es cáustico y podría resecar o quemar la piel.

Sumerge ambas manos en agua tibia y remójalas para eliminar lo que quede del ablandador de cutícula. Enseguida saca las manos del recipiente y sécalas dándoles golpecitos. Si las manos o las uñas de tu compañera están un poco sucias, usa un cepillo para uñas con cerdas naturales y suaves para eliminar las impurezas o manchas. Frotarlas ligeramente ayuda a incrementar la circulación de la sangre en las uñas lo que estimula un crecimiento saludable.

DA MASAJE A LAS MANOS Y LOS BRAZOS

Esto se siente de maravilla y también ayuda a impulsar la circulación, a mejorar la movilidad de las articulaciones, a nutrir la piel seca y a hacer que tu compañera se relaje.

Aplica a tus manos aceite o una rica crema humectante. Frótalas para que estén tibias y bien lubricadas. Ahora sigue los pasos de la rutina que se describe en el Capítulo 5. Al final del masaje, asegúrate de que toda la crema o el aceite se ha consumido o retira el exceso con una toallita de papel. También podrías sumergir las puntas de los dedos de tu compañera en agua tibia y limpiar sus uñas suavemente con un cepillo para uñas. Cualquier impureza difícil de eliminar puede quitarse con un palito de naranja, pero no lo introduzcas muy profundamente porque esto podría sacar la uña de su base.

• *Con un masaje, introduce crema o aceite en la base de las uñas para ayudar a suavizar las cutículas y asegurarte de que las uñas están bien hidratadas.*

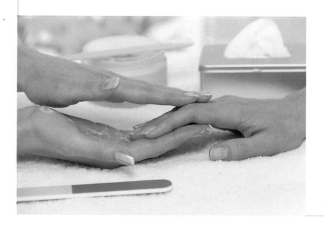

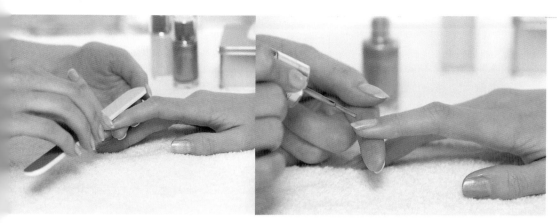

PULE LAS UÑAS

Pulir es una técnica sencilla que tiene resultados rápidos. Da a la superficie de la uña un saludable brillo natural, ayuda a suavizar irregularidades y también estimula el suministro de sangre lo que hace que las uñas sean más saludables y fuertes. El pulir también es útil para eliminar manchas amarillentas en las uñas causadas por la nicotina o la luz solar.

Sostén el pulidor suavemente en la mano y trabaja con cada uña a la vez. Pule en una sola dirección desde la base de la uña hasta la orilla. Usa movimientos firmes pero suaves. Por lo general es suficiente dar más o menos seis pasadas a cada uña; no hay que exagerar. Da el toque final a las uñas con una lima de esmeril.

• *Si no vas a usar barniz de uñas, aplica una pequeña cantidad de pasta pulidora para lograr un brillo adicional.*

APLICA EL BARNIZ DE UÑAS

Este paso depende de las preferencias personales. Ofrece a tu compañera una selección de colores antes de aplicar el barniz.

1 Primero asegúrate de que la uña esté libre de grasa o crema, pues esto haría que el barniz tuviera burbujas o que formara rayas. Aplica una capa de base y deja que seque durante 15 minutos. Evita abanicar con tus manos para secarla, esto puede crear una textura dispareja.

2 Cuando la base esté completamente seca, aplica el barniz con tres pasadas rectas; una hacia abajo en medio de la uña, y una a cada lado. Quita el barniz que quede en la piel que rodea a la uña con un palito de naranjo cubierto con algodón. Permite que el barniz seque bien antes de que la persona use sus manos.

• *Antes de utilizar el barniz de uñas, gira el frasco en las palmas de tus manos. No lo sacudas ya que esto crea burbujas, que podrían hacer que el barniz se desprenda.*

sugerencia

A los hombres también les hace bien la manicura, y normalmente disfrutan mucho el que se les mime de esta manera. La única diferencia real es que la mayoría de los hombres prefieren que se les corten las uñas rectas y que no se les dé forma a los lados; tal vez se requiera un esfuerzo adicional para limpiarles bien las uñas. No es probable que un hombre quiera que se le aplique barniz de uñas, pero el pulirlas les dará un brillo saludable.

Cómo dar una pedicura

El cuidado normal de los pies, lo que incluye una pedicura y masaje, no sólo ayuda a hacer que los pies se vean más atractivos, también reduce la dureza de la piel, el mal olor y el sudor; relaja los pies cansados y adoloridos y ayuda a evitar que se presenten muchos problemas comunes.

Verifica tu posición

Vale la pena dedicar algo de tiempo y esfuerzo a asegurarte de que tú y tu compañera estén cómodas y a la altura correcta. Una de las posiciones más prácticas es sentarse frente a frente. Coloca una mesita entre ustedes con un cojín cubierto con una toalla para apoyar la pierna y el pie de tu compañera. Asegúrate de que la rodilla esté ligeramente doblada para que el pie esté relajado. La tina para pies puede colocarse sobre una toalla en el suelo. Ten una toalla a la mano para secar los pies de tu compañera, y otra para envolverlos y mantenerlos tibios.

Qué hacer

- Verifica que tu compañera no tenga enfermedades infecciosas o contagiosas en la piel o en las uñas, pues esto haría que fuera poco prudente continuar con la pedicura, y asegúrate de que no tenga ninguna afección que requiera de cuidado especial mediante el masaje (ver la página 120). Pregúntale si tiene alergias a cremas o aceites. Habla de sus preferencias en cuanto al color del barniz de uñas que vas a usar.
- Coloca todo lo que necesitas de tal manera que lo tengas a la mano.
- Pídele a tu compañera que se ponga ropa suelta y que se quite los zapatos, las medias y los calcetines. Debe enrollarse los pantalones hasta la altura de las rodillas.
- Quítate las joyas y pídele a tu compañera que se quite los anillos de los dedos de los pies y las cadenitas para tobillos.
- Lávate las manos. Cubre las cortadas o raspones con curitas.

Qué vas a necesitar

- Tres toallas para secar y calentar los pies.
- Bolitas de algodón para quitar el barniz de uñas y para colocarlo en la punta de palitos de naranjo. Elige algodón natural ya que absorbe mejor el barniz y se pega menos a las uñas.
- Toallas de papel para absorber el agua que se derrame y recoger trocitos de uña.
- Quita-esmalte para eliminar el barniz viejo. Úsalo generosamente y elige uno humectante de buena calidad y sin acetona, para evitar que las uñas se pongan quebradizas o se resequen.
- Cortaúñas grande para cortar las uñas largas.
- Lima de esmeril para limar las uñas. No uses limas de metal porque pueden dañar las uñas.
- Agua para remojar los pies; llena un recipiente grande de agua tibia. Debe tener la profundidad suficiente para sumergir los pies hasta los tobillos. Lo ideal es una palangana. Agrega unas gotitas de shampoo suave o de loción para baño ya que resecan menos que la mayoría de los jabones o líquidos limpiadores. Otra alternativa es agregar un poco de aceite de almendra dulce o tres gotas de aceite esencial puro (ver el Capítulo 3).
- Suavizante de cutícula o aceite de almendra dulce; para desprender cutículas duras.
- Cepillo para uñas de cerdas naturales, para limpiar las uñas.
- Palitos de naranjo con algodón en las puntas, para empujar suavemente las cutículas y limpiar debajo de las uñas. No utilices nada de metal para este trabajo ni navajas para cutícula, ya que pueden ser peligrosas en manos inexpertas.
- Piedra pómez o crema exfoliante para eliminar la piel endurecida.
- Crema o aceite adecuado para dar masaje en la piel.
- Espátula de madera o de plástico para aplicar la crema.
- Pasta pulidora (opcional) para añadir brillo extra a las uñas.
- Base y barniz de uñas (opcional); para añadir color a las uñas.

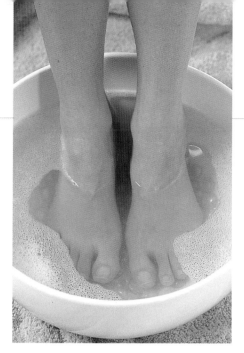

LIMPIA LOS PIES

*Al principio de la pedicura, tu compañera podría estar pre-
ocupada de que sus pies tengan mal olor, estén sucios o
sean desagradables en alguna otra forma. Tranquilízala
sumergiendo sus pies en un líquido especial para remojar
pies que los relaje y los limpie.*

1 Pide a tu compañera que meta los pies en
el líquido de tres a cinco minutos. Mientras
se remojan sus pies, anima a tu compañera
para que se relaje y se serene. Tal vez quiera cerrar los ojos y disfrutar la agradable sensación de calor en sus pies.

2 Pídele que saque los pies del agua y
sécalos cuidadosamente. Asegúrate de
secar entre los dedos pues las bacterias y
los hongos se desarrollan más a menudo en
lugares húmedos y oscuros, y esto puede
ocasionar trastornos en la piel.

3 Remoja un poco de algodón en quita-esmalte y presiónalo sobre cada uña durante
unos segundos, luego límpiala despacio. Si
es necesario, utiliza una varita de naranjo cubierta de algodón con quita esmalte para limpiar arriba de la cutícula y en la orilla de la uña.

*• Aprovecha esta oportunidad para determinar la condición
general de los pies de tu compañera, y si es apropiado,
ofrécele consejos sobre cuidado personal para que proteja
sus pies (véase el Capítulo 9).*

CORTA Y LIMA LAS UÑAS

*Las uñas de los pies deben mantenerse rectas, permitiendo
sólo una curva suave a los lados, ya que esto impide que la
uña se introduzca en la piel y la corte, y por consiguiente
evita que las uñas se entierren (véase la página 123).
Coloca un pañuelo desechable para que caigan sobre él los
trocitos y limaduras de uña y sea fácil disponer de ellos.*

Utiliza un cortaúñas para hacer un corte recto
a lo largo de la uña. No uses tijeras ya que
pueden dividir la uña. Lima las uñas de cada
pie. Usa el lado burdo de la lima de esmeril y
lima las uñas para retirar las esquinas puntia-
gudas o las orillas duras. No trates de darles
forma ni de limar al interior de las esquinas.

*• Sostén la lima de tal manera que forme un ligero ángulo
debajo de la orilla libre de la uña. Usa movimientos largos,
lima cada lado de la uña con un movimiento hacia el centro.*

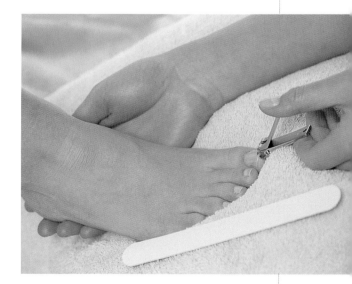

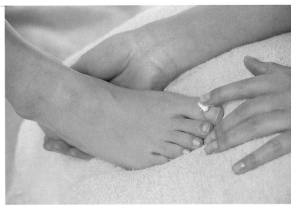
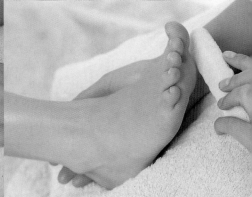

BAJA LAS CUTÍCULAS

Este paso debe hacerse si deseas que los pies se vean bien con sandalias. También es importante para la salud de las uñas ya que mantiene a las cutículas en buenas condiciones.

Aplica un poco de ablandador para cutícula o de aceite de almendras en la base de cada uña y dale masaje con el dedo índice para introducirlo en la piel. Ahora vuelve a sumergir los pies en agua tibia. Deja que se remojen más o menos un minuto. Sácalos y sécalos cuidadosamente. Masajea para introducir más ablandador de cutícula en la base de cada uña. Empuja las cutículas suavemente utilizando una varita de naranjo con algodón en la punta. Trata de utilizar movimientos circulares al empujar la cutícula y alejarla de la uña. Limpia el exceso de ablandador de cutícula con algodón.

• *Ten cuidado de no dañar la cutícula ya que actúa como una barrera protectora contra hongos y bacterias.*

ELIMINA LA PIEL ENDURECIDA

Durante la pedicura, puede eliminarse el exceso de piel endurecida para mejorar la apariencia de los pies. Coloca una toalla de papel debajo del pie para que las partículas de piel endurecida caigan sobre ella.

Si sólo se ha acumulado poca piel endurecida, da masaje a los pies con algo de crema exfoliante o con una mezcla de sal marina húmeda y aceite de oliva (más o menos una cucharada de cada una mezcladas de tal manera que formen una pasta más o menos espesa). Utiliza movimientos circulares profundos, trabajando con los dedos. Sólo en zonas muy secas y endurecidas alrededor de los talones y en la base del pie es conveniente usar piedra pómez, almohadillas de fricción o bloques de podología, que se consiguen en farmacias bien surtidas. Nunca uses limas de metal ni trates de cortar o rasurar la piel endurecida. Evita raspar en una y otra dirección con la piedra pómez pues puede ser bastante doloroso, y ten cuidado de no excederte en este paso porque puede causar irritación.

• *Si la piel está causando dolor o incomodidad, pide consejo a un pedicurista o podólogo certificado.*

sugerencia

Finalmente las personas están entendiendo la necesidad de respetar a los pies que trabajan tanto. En la actualidad existe en el mercado una amplia variedad de productos y tratamientos naturales de buena calidad para el cuidado de los pies; échales un vistazo y encuentra los que más te gusten.

nota

Es importante recibir pedicura con regularidad si normalmente usas zapatos o calcetines de materiales sintéticos, o si sufres de mala circulación o diabetes, ya que es vital mantener tus pies en buenas condiciones para evitar mayores problemas.

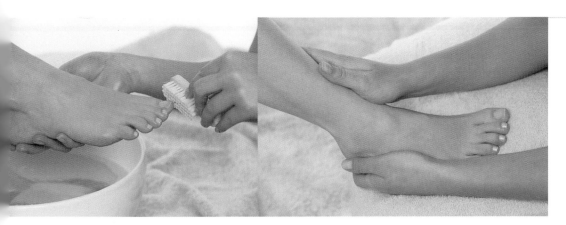

CEPILLA LAS UÑAS

Este paso ayuda a eliminar impurezas sueltas y todo rastro de ablandador de cutícula y prepara los pies para un masaje tranquilizante.

Vuelve a sumergir los pies en agua tibia. Usa un cepillo de fibras naturales para limpiar alrededor de las uñas. Limpia debajo del extremo libre de las uñas con una varita de naranjo con la punta cubierta de algodón y remojada en agua. Saca ambos pies del agua.

• *En este momento, saca el recipiente de agua del área de trabajo para evitar golpearlo o tirarlo.*

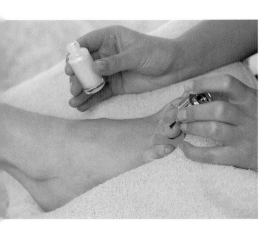

DA MASAJE A LOS PIES Y A LAS PIERNAS

Después de eliminar la piel endurecida, da un masaje humectante. Esto ayuda a eliminar la tensión de músculos y tendones que han trabajado mucho y ayuda a la relajación general y a una sensación de bienestar.

Aplica a tus manos una rica crema humectante o aceite. Frótalas para que se lubriquen bien. Ahora sigue los pasos de la rutina de masaje para pies que se describe en el Capítulo 6.

• *Asegúrate de que la crema o el aceite se introduzcan a la piel con el masaje, y retira el exceso con una toalla de papel.*

APLICA EL BARNIZ DE UÑAS

Ofrécele a tu compañera una variedad de colores para que escoja; ¡tal vez tu gusto no es como el de ella! Antes de aplicar el barniz, verifica que las uñas estén libres de grasa.

Para evitar manchas, usa un separador especialmente diseñado para los dedos de los pies o divide los dedos con trozos de pañuelos desechables doblados a lo largo y colocados entre los dedos. Aplica una capa de base incolora y deja que se seque durante cinco minutos, aplica el barniz con tres pasadas rectas: una por la mitad de la uña y una a cada lado. Limpia cualquier mancha con una varita de naranjo con la punta cubierta de algodón remojada en quita-esmalte.

• *Déjalas secar de 10 a 15 minutos antes de retirar los separadores. Espera al menos una hora antes de ponerte las medias o los zapatos.*

Cómo cuidar
de tus manos
y pies

Una vez que la persona empieza a disfrutar los beneficios de recibir masajes regulares en manos y pies, es útil ofrecer algunas sugerencias y consejos generales para mantener la piel y las uñas en buenas condiciones. ¡No olvides seguir tus propios consejos!

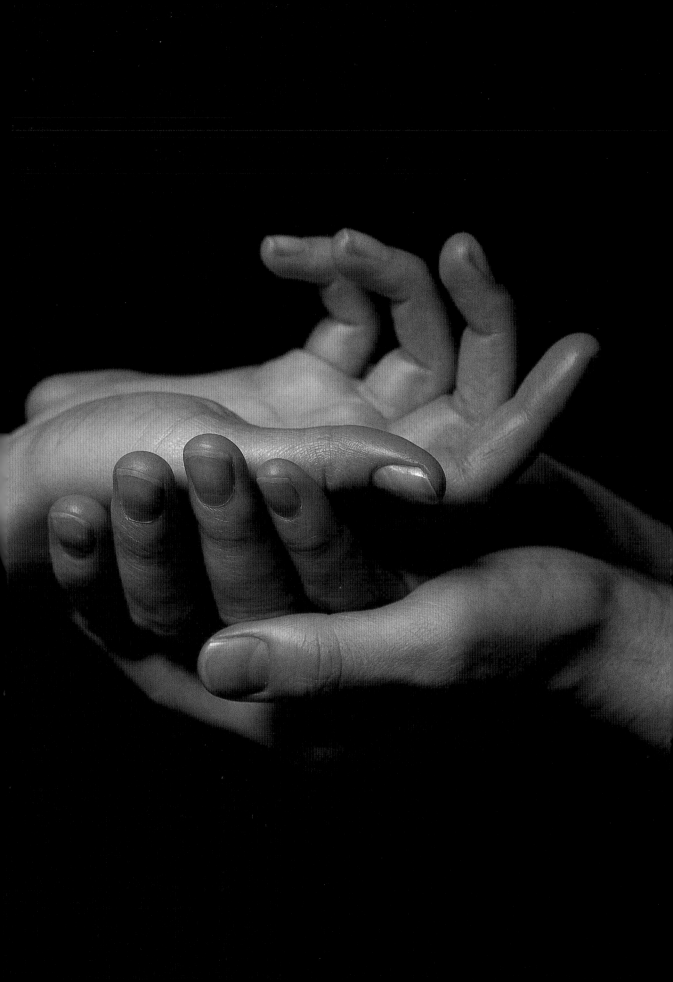

La atención que debe darse a las manos y los pies

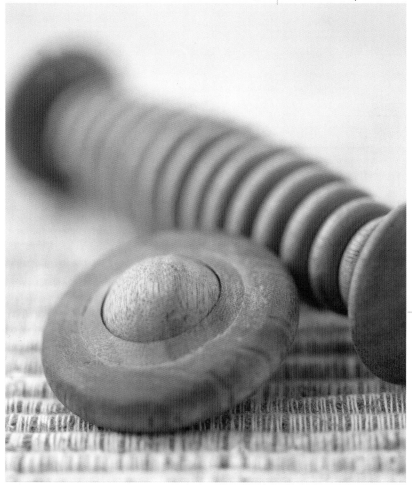

Una higiene y un cuidado sensatos pueden incrementar los beneficios del masaje y ayudar a evitar que se presenten muchos problemas comunes. Estas medidas de ayuda personal son fáciles de seguir y marcarán una notable diferencia en cuanto a conservar la piel y las uñas saludables y atractivas. Vale la pena dedicar un poco de tiempo al cuidado de manos y pies; cuando se ven y se sienten bien, ¡tú también te sientes bien!

Limpieza y frescura

Limpia tus manos y pies todos los días con un limpiador suave que no contenga jabón. El agua debe estar tibia, no caliente, lo que podría causar sequedad y dureza en la piel. Si sufres de pérdida de sensación en las manos o los pies, debido a la diabetes u otra afección, verifica la temperatura con el codo. Enjuaga y seca bien tus manos y pies, especialmente entre los dedos, ya que las bacterias y los hongos se desarrollan en condiciones de calor y humedad. El área entre el cuarto y quinto dedo del pie es el sitio más común de las infecciones. Es importante no compartir toallas y franelas si un miembro de tu familia tiene verrugas, infecciones en las uñas u otras condiciones contagiosas porque es muy fácil que se pasen a otros. Elige zapatos y calcetines hechos de materiales naturales, que permitan la circulación del aire fresco. Es mejor no usar los mismos zapatos dos días seguidos; permite a los zapatos tiempo para secarse antes de usarlos de nuevo.

sugerencia

> Es bueno frotar un pie contra otro para incrementar la circulación. Es sorprendente lo diestros que pueden ser los dedos de los pies. Usa los lados de los talones para llegar a todas las curvas y dobleces, eliminar la tensión y ayudar a que la sangre fluya en tus pies.

Suavidad y flexibilidad

Las manos y pies se beneficiarán de un relajante baño en una tina medio llena de agua tibia; pero no los remojes durante más de cinco minutos, ya que eso podría afectar al equilibrio natural de aceites protectores y tiene un efecto secante. Si se agrega al agua un poco de sales del Mar Muerto, eso ayudará a mejorar la circulación, suavizar la piel y combatir infecciones. La piel endurecida debe tratarse con cuidado; elimínala suavemente con piedra pómez todos los días para tenerla bajo control. Intentar eliminarla por completo de una sola vez podría dejar los pies muy adoloridos. Si tienes demasiada piel endurecida, pide el consejo de un pedicurista o podólogo certificado.

Un masaje aplicado con regularidad con un rico humectante mantendrá flexibles la piel y las uñas de los pies y las manos y evitará que se resequen o se agrieten. Frota el humectante de modo que penetre bien, pero evita la zona entre los dedos de los pies, ya que debe conservarse bastante seca para evitar infecciones. Una sugerencia útil es tener frascos de humectante en diferentes lugares de la casa para estimular tu memoria. Intenta utilizar esta rutina para suavizar la piel: una vez a la semana, justo antes de acostarte, aplica una cantidad generosa de crema humectante en tus manos y pies. Luego ponte guantes y calcetines blancos de algodón (se venden en casi todas las farmacias) para permitir que la piel y las uñas aprovechen al máximo los beneficios de la crema mientras duermes.

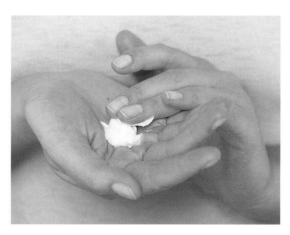

Cómo proteger tu piel

Durante el día es prudente cultivar el hábito de usar guantes siempre que metas las manos al agua durante cierto tiempo; si no te gustan los guantes de hule, los guantes quirúrgicos son adecuados. Limita la cantidad de detergente que usas al lavar los platos o limpiar la casa. El detergente que se queda en tu piel puede causar sequedad e irritación incómodas. Siempre enjuágate las manos con agua fresca después de estar en contacto con detergentes, especialmente entre los dedos y debajo de los anillos. Usa guantes protectores cuando trabajes en áreas sucias, como en el jardín y no olvides proteger tus manos de los elementos: los guantes calientes ayudan a mantener en buen estado la circulación de la sangre en las manos y uñas durante épocas de frío, o incluso al sacar la comida del congelador.

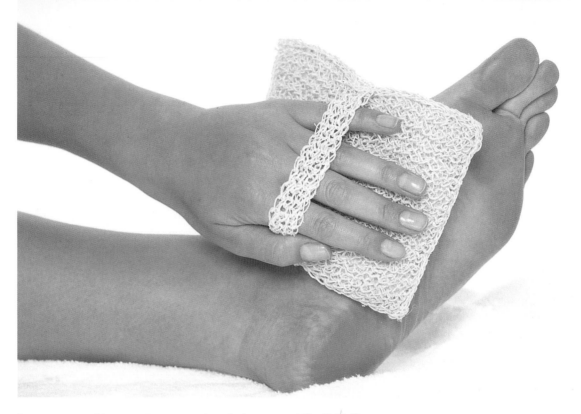

Las manos también necesitan protección de los rayos ultravioleta. Usa loción con protector solar o crema humectante si tienes trastornos médicos como diabetes, que puedan propiciar problemas en los pies. Busca señales de enrojecimiento, cortadas, hinchazón o grietas en la piel, o cualquier cambio de color o de temperatura. Si se te dificulta ver tus pies, intenta usar un espejo o pídele a una amiga que los vea por ti. Si tienes cualquier duda, consulta a tu médico. Cuanto antes informe uno sobre algún problema, más rápido puede tratarse. Cubre cualquier rotura de la piel con un parche para evitar infecciones. No perfores ni rompas las uñas de los pies. Normalmente es más fácil cortarlas después del baño, cuando están más suaves.

Advertencia

Es buen consejo inspeccionar pies y manos diariamente –en especial si existen padecimientos como diabetes, que te pueden llevar a problemas con los pies. Revisa salpullidos, cortadas, hinchazón o cuarteaduras en tu piel, así como cambios de coloración o temperatura. Si te es difícil ver tus pies, usa un espejo o pide ayuda a una amiga. Si tienes cualquier duda, visita a un doctor. Mientras más temprano se descubran los problemas, más rápido podrán solucionarse. Cubre cualquier herida con un parche para que no se infecte. Mantén tus uñas arregladas –las de los pies deben cortarse de lado a lado. No perfores o desgarres las uñas en manos o pies. Es mejor cortarlas después de un baño, cuando están más suaves.

nota

Si ya eres una persona mayor o sufres de diabetes, si tu visión no es muy buena o te cuesta trabajo cortarte las uñas de los pies, pide consejo a un pedicurista o podólogo certificado.

Cómo incrementar la circulación

Una mala circulación puede causar sufrimiento, no sólo se siente frío e incomodidad en las manos y los pies, sino que la mala circulación es la causa de muchos trastornos que afectan a las extremidades. El seguir unos cuantos principios puede ayudarte a mejorar la circulación de la sangre, pero si esto te preocupa consulta a tu doctor, ya que la mala circulación puede estar relacionada con un trastorno médico.

Para acelerar la circulación lenta en la mañana, siéntate en una silla o en la orilla de la cama y mueve las piernas con energía hacia arriba y hacia abajo, una después de la otra. El movimiento parte de las rodillas y los tobillos deben mantenerse suaves y flexibles. Después date un baño caliente para estimular la circulación y elevar la temperatura de tu cuerpo. Cepilla las palmas de las manos y las plantas de los pies con un cepillo corporal suave, utilizando movimientos firmes y circulares. Sécalos bien con una toalla burda. Aplica crema humectante o aceite en las zonas que tienden a enfriarse.

Después del baño, haz algunos ejercicios de movilidad de manos y pies (ver las páginas 116-119) y repítelos a intervalos regulares. ¡Parece que los guardias militares que están de pie durante muchas horas, mantienen la circulación de la sangre moviendo los dedos dentro de sus botas!

Si es posible, desayuna e ingiere una comida caliente y toma muchos líquidos durante el día para conservar el calor del cuerpo. Reduce el fumar, ya que esto estrecha los vasos sanguíneos y empeora el problema. También decolora la piel y las uñas, y le roba al cuerpo nutrimentos vitales. El ejercicio es fundamental para una circulación saludable. Caminar, y especialmente subir colinas, es buen ejercicio para los pies y fortalece los músculos, ligamentos y tendones. Intenta hacer una caminata vigorosa cada día, usando los zapatos adecuados. Cuando tengas oportunidad de sentarte, coloca los pies a un nivel más alto que las caderas para ayudar a la sangre a fluir de regreso hacia el corazón.

Si hace frío afuera, abrígate bien, pues la baja temperatura obstaculiza la circulación de la sangre en las extremidades. Usa varias capas de ropa delgada y suelta para atrapar el calor del cuerpo y ponte guantes, calcetines gruesos y un sombrero. Evita la ropa que limita la circulación de la sangre; un anillo rojo en la parte inferior de la pierna es una señal segura de que tus calcetines te aprietan demasiado. Intenta usar calcetines de algodón o de seda debajo de las mallas apretadas y elige zapatos o botas que tengan plantillas internas calientes. Usa calcetines para dormir en la noche.

Cómo elegir zapatos

Los zapatos que no te quedan bien pueden causar muchos problemas a los pies. Los zapatos que son demasiado angostos, que aprietan, que son demasiado largos,

nota

Si tus manos y pies se enfrían mucho, caliéntalos gradualmente. Procura no hacerlo con radiadores, botellas de agua caliente o cerca del fuego, ya que el cambio repentino de temperatura puede provocar otros problemas.

altos o anchos, no sólo hacen que los pies se cansen y duelan, sino que pueden acelerar el inicio de problemas o agravar los problemas que ya existan.

La talla correcta de los zapatos no sólo se aplica a los niños. Cada vez que compres zapatos nuevos, debes pedir a un zapatero especializado que mida tus pies para verificar el tamaño del largo y el ancho de tus pies. El tamaño de los zapatos sólo es una guía. Zapatos que son del mismo tamaño pueden tener una horma diferente, dependiendo del estilo y del fabricante. La mejor hora para comprar zapatos es por la tarde, ya que los pies tienden a hincharse durante el día. Pruébate ambos zapatos, ponte de pie y camina con ellos.

sugerencia

Cambia el estilo de tus zapatos y la altura del tacón con regularidad. Esto ayuda a dar tono a los músculos de la pantorrilla y reduce la tensión de los pies y los tobillos.

El zapato debe ser aproximadamente un centímetro más largo que tu pie con bastante espacio para que los dedos se muevan. Deben embonar cómodamente en el talón y el empeine y ser suficientemente anchos para impedir fricción, compresión o roces al caminar. Nunca compres zapatos con la esperanza de que se expandirán y te quedarán bien. Los calcetines y las mallas también deben permitir espacio para el movimiento. Verifica que los calcetines, las mallas y los zapatos no tengan orificios o partes duras.

Para tener un apoyo y una comodidad óptimos, elige zapatos cuyo tacón no sobrepase los 4 centímetros y que tengan la punta redondeada. Los zapatos que se sujetan con cordones, tiras o hebillas son mejores para la salud de los pies. Siempre elige el zapato más apropiado para la ocasión; en especial cuando se trata de deportes o de trabajo. Guarda los tacones altos para ocasiones especiales, ya que usarlos constantemente puede provocar desequilibrios musculares en la parte inferior de la pierna, lo que causa dolores y calambres. Con zapatos de tacón alto, los dedos de los pies se aplastan hacia delante y los tendones de la parte superior del pie se estiran mientras que el tendón de Aquiles en la parte trasera del talón se hace más corto.

Ejercicios
para las manos

Los ejercicios para las manos y los dedos pueden ayudar a estimular la circulación, a reducir dolores y molestias y a conservar la fuerza y flexibilidad de las manos y muñecas. Repite estos ejercicios varias veces al día, y hazlos como rutina de calentamiento antes de dar un masaje. Es mejor quitarse las joyas de manos y muñecas. Tal vez sea más cómodo para ti descansar los codos en una toalla doblada sobre una mesa o escritorio, para hacer algunos de estos ejercicios.

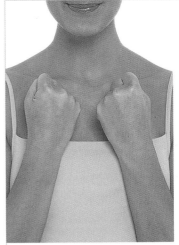

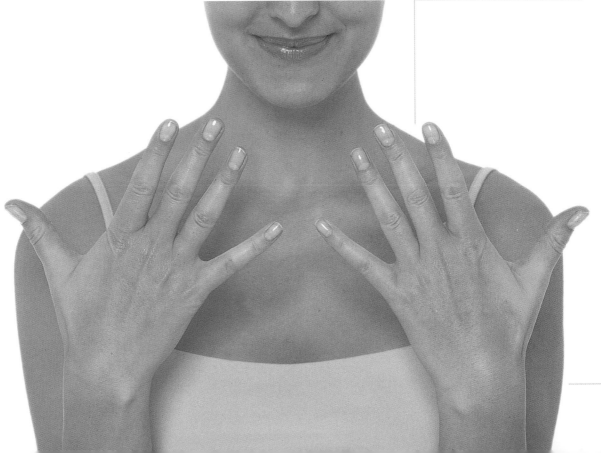

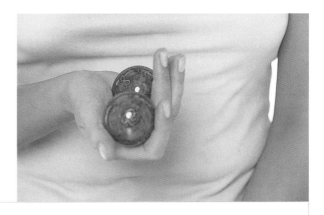

Los ejercicios de movilidad para manos y pies pueden ser benéficos para quienes tienen artritis, el mal de Raynaud o lesiones por esguinces repetitivos; pero si padeces estos males, o cualquier otra afección, consulta a tu médico o fisioterapeuta antes de hacer los ejercicios para manos y pies. Es importante que todos los movimientos estén diseñados específicamente para tus necesidades concretas.

1 Cierra suavemente los puños con ambas manos. Luego separa rápidamente los dedos y el pulgar y estíralos tanto como puedas (ver la ilustración a la izquierda). Mantén esa posición mientras cuentas del 1 al 10. Siente la tensión en los dedos. Relájalos lentamente y regresa a la posición de puños suaves. Repítelo tres veces.

2 Pon las manos sobre una superficie plana con las palmas hacia abajo. Primero, levanta los pulgares, luego cada dedo a la vez, como si estuvieras tocando el piano. Regresa a la posición inicial colocando los meñiques en la superficie, seguidos de cada dedo. Repítelo tres veces.

3 Junta las palmas de las manos como si estuvieras "rezando". Presiona una mano con firmeza contra la otra y mantén esa posición mientras cuentas del 1 al 5. Relájala y repite el ejercicio. Con las manos en la misma posición, mantén las muñecas, los pulgares y las puntas de los dedos en contacto mientras impulsas hacia fuera las articulaciones de los nudillos haciendo la forma de un diamante (ver ilustración inferior). Mantén esa posición mientras cuentas del 1 al 5. Regresa a la posición inicial y repite tres veces.

4 Lleva a cabo este ejercicio si tienes mala circulación en las manos. Ponte de pie con las manos a los lados. Ahora levanta los brazos frente a ti tan alto como puedas hacerlo cómodamente. Gira las muñecas de modo que las palmas queden hacia abajo y luego baja los brazos a tus costados con un movimiento de columpio. Repítelo tres veces. Descansa y repite la secuencia otras tres veces, permitiéndote entrar a un ritmo constante.

5 Sostén en la mano una pelotita de goma suave (compra una diseñada especialmente para eliminar la tensión) o un poco de "play-doh" o plastilina. Apriétala y dale forma en tu manos para hacer trabajar los músculos, pero sin tensarlos. Repite, sosteniendo ahora la pelota en la otra mano.

6 Acepta una sugerencia del oriente e invierte en unas pelotas chinas para las manos; esta es una manera divertida de mantener ágiles tus manos y dedos (ver ilustración superior). Estas pelotitas, que pueden conseguirse fácilmente en tiendas de artesanías orientales y en tiendas de alimentos naturistas, funcionan estimulando puntos de acupuntura en las manos e incrementando el flujo de energía vital a través del cuerpo. Sostén las dos pelotas en la palma de una mano y hazlas circular una alrededor de la otra en la palma de la mano y los dedos. Algunas incluso tienen acompañamiento musical para ayudar a calmar tus nervios.

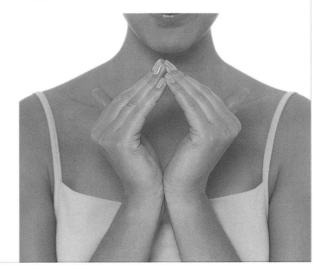

Ejercicios
para los pies

Los pies y sus dedos necesitan mantenerse en movimiento. Sin suficiente ejercicio, los músculos tienden a aflojarse, los arcos se debilitan, las articulaciones se endurecen y la circulación se desacelera. Estos sencillos ejercicios fortalecerán y relajarán a los músculos, tendones y ligamentos y así ayudarán a impedir problemas en los pies y a mantenerlos saludables, flexibles y tibios. Quítate los zapatos y dales a tus pies una oportunidad de ejercitarse libremente; destina a estos ejercicios unos minutos cada día y pronto notarás le mejoría, especialmente al subir y bajar escaleras.

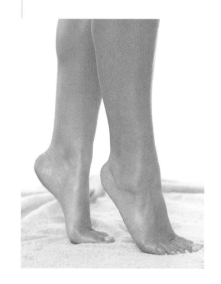

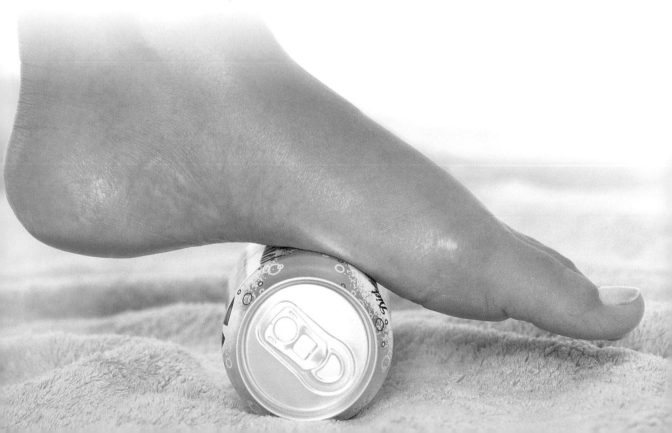

sugerencia

Caminar descalza, especialmente al subir y bajar escaleras, es bueno para estimular la circulación y fortalecer los músculos de los pies. Siempre que sea seguro y práctico, quítate los zapatos y permite que los huesos de tus pies disfruten la libertad de la presión de zapatos apretados. Evita caminar descalza si tienes diabetes ya que existe un pequeño riesgo de lastimarse.

1 Párate derecha, con los pies a una distancia aproximada de 20 centímetros y los dedos hacia el frente. Ahora párate de puntas poco a poco, sostén esta posición mientras cuentas del 1 al 5, baja. Repítelo cinco veces. Intenta caminar de puntas unos cuantos pasos cada día (ver a la ilustración a la izquierda).

2 Coloca una pelota suave, una naranja o una lata de refresco (trata de usarla fría, sacándola del refrigerador) bajo la planta del pie y hazla rodar hacia atrás y hacia delante durante un minuto para mejorar la circulación y aliviar dolores en el arco. Repite con el otro pie. Otra alternativa es usar un artículo diseñado especialmente para dar masaje a los pies. (ver la ilustración inferior).

3 Siéntate en una silla con los pies planos sobre el suelo. Presiona los dedos de tu pie derecho hacia el suelo, y eleva con firmeza los dedos de tu pie derecho. Sostén esta posición mientras cuentas del uno al tres y luego relájala lentamente. Repite con el otro pie. Esto puede requerir algo de práctica, pero persevera. Intenta elevar los dedos de los pies individualmente.

4 Sentada en la misma posición del ejercicio anterior, sujeta un lápiz con los dedos del pie. Sostén esa posición mientras cuentas del 1 al 5, relájala. Repite el ejercicio. Para añadir otra dimensión a este ejercicio, coloca una hoja de papel en el suelo y trata de escribir o dibujar algo con el lápiz.

5 Siéntate en el suelo con las piernas directamente frente a ti. Dirige los dedos de los pies hacia abajo y lejos de ti (ver ilustración inferior izquierda). Sostén la posición mientras cuentas del 1 al 10. Relájala y repítela. Dirige los dedos de los pies hacia tu nariz (ver ilustración derecha). Sostén esta posición mientras cuentas del 1 al 10. Relájala y repítela. Finalmente, mueve tus pies hacia un lado de tu cuerpo. Sostén esa posición mientras cuentas del 1 al 10. Relájala y repítela.

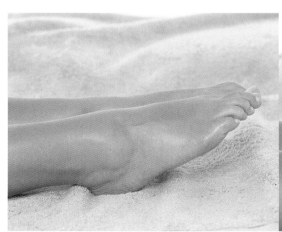
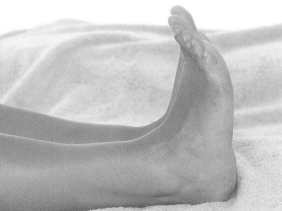

Muévete con gracia

La buena postura, ya sea que estés caminando o sentada frente a una computadora, ayuda a mantener las manos y los pies flexibles y saludables, y también cambia tu apariencia y cómo te sientes. Cuando te mueves con comodidad y gracia, adoptas un aire de confianza y bienestar. Caminar o moverse incorrectamente puede trastornar todo el equilibrio del cuerpo, produciendo tensión en los músculos de los brazos, las manos, las piernas y los pies.

Al estar de pie, imagina que tu cabeza está equilibrada libremente sobre tu columna vertebral, con los brazos y las piernas extendiéndose desde el centro, lo que permite facilidad de movimiento. Alarga y ensancha tu columna vertebral, manteniendo tu peso distribuido equitativamente y teniendo los hombros relajados a la misma altura.

Al conducir un automóvil, coloca el asiento de tal manera que no estés apretada y puedas alcanzar los controles con facilidad. Sostén el volante sin apretarlo, con las manos descansando a un nivel un poco más bajo que tus hombros. No agarres el volante con demasiada fuerza ni pongas las manos en su parte superior. Al hacer movimientos repetitivos con las manos y los dedos, descansa después de periodos de varios minutos.

nota

Durante tus actividades cotidianas, aprende a estar consciente de cualquier tensión que entre a tus manos y pies, a tus brazos o piernas. Trata de hacer un esfuerzo consciente para relajarte y soltar la tensión.

Afecciones comunes de las manos y los pies

Muchas personas se apenan debido a las condiciones de sus manos y pies; pero estas condiciones son muy comunes, mucho más de lo que te imaginas. Puedes ayudarte y también a tu compañera de masaje si aprendes a identificar ciertas afecciones específicas. Aunque más vale prevenir que remediar, con la atención oportuna muchos de esos problemas se pueden resolver rápidamente.

Pie de atleta

Esta es una infección común causada por hongos en los pies; normalmente afecta a la piel entre los dedos, y es una afección que está presente en uno de cada siete adultos. Es muy contagiosa y puede transmitirse cuando la gente camina descalza, especialmente en lugares húmedos y tibios como cuartos para cambiarse de ropa; así que usa sandalias para evitar contagiarte. Las primeras señales del pie de atleta son secciones de la piel con comezón e irritadas, sobre todo entre el cuarto y el quinto dedo; se abren y se despellejan, y luego se ponen "húmedas" y blancas, a menudo con mal olor. También puede presentarse piel escamosa, roja y burda en la planta de los pies. Se trata lavando los pies diariamente con agua tibia a la que se añaden dos gotas de aceite del árbol del té. Se secan bien con una toalla limpia, especialmente entre los dedos y se aplica talco, crema o atomizador fungicida. Se continúa el tratamiento durante dos semanas después de que se haya corregido. Si el problema persiste o se vuelve doloroso o irritante, consulta a tu médico o a un pedicurista o podólogo certificado. Evita los masajes hasta que la afección haya desaparecido.

Uñas quebradizas

Si una uña contiene menos de 12 por ciento de agua puede volverse quebradiza y escamarse, astillarse, partirse y dividirse con facilidad. El uso constante de detergentes y sustancias químicas, o el tener las manos o los pies en el agua durante periodos largos puede eliminar los aceites protectores de la piel y de las uñas, de modo que ya no puedan conservar la humedad. La calefacción, la dieta inadecuada y exponer las manos y los pies a ciertos elementos, también puede causar deshidratación. Las uñas tienden a volverse más duras e inflexibles a medida que avanzamos en edad. Trátalas con masajes regulares de manos para mejorar la circulación y llevar nutrimentos a las células de las uñas en crecimiento. Si tus uñas tienden a ser quebradizas, mantenlas cortas para conservar su fuerza. No trates de parchar las uñas rotas, retócalas con una lima de esmeril.

Juanetes

Este es un problema que afecta a la articulación grande que está en la base del dedo gordo del pie; causa una protuberancia y empuja al dedo gordo fuera de lugar, de modo que gira hacia los demás dedos del pie. La piel puede ponerse roja y estar adolorida, porque roza contra la parte lateral del zapato, la articulación del dedo gordo puede hincharse. Este problema en ocasiones es familiar, quizás debido a una debilidad hereditaria en la estructura de la articulación, y se agrava al usar zapatos demasiado apretados o angostos. Es importante usar zapatos que queden bien y evitar una presión excesiva en el dedo gordo del pie. Busca ayuda profesional si un juanete se vuelve doloroso o debilitante. Un pedicurista o podólogo certificado a menudo podrá aconsejarte sobre los zapatos y el tratamiento apropiados. Dar un masaje alrededor del área afectada puede resultar benéfico.

Callosidades

Estas son áreas de piel más gruesa en los pies y en las manos. Las secciones de esta piel dura y seca, cuya causa es normalmente la presión o fricción constante o prolongada, varía en cuanto al tamaño y el grosor. Si no se tratan, las callosidades pueden volverse dolorosas y abrirse, lo que permite que las bacterias, los virus y los hongos invadan la piel. Algunas personas tienen una tendencia natural a formar callosidades debido a su tipo de piel. Las personas de edad avanzada están especialmente propensas, ya que tienden a tener menos tejidos grasos que actúen como cojines que absorban los golpes. Puedes controlar la acumulación de piel endurecida manteniendo tus manos y pies limpios y humectados. Elimina con suavidad, las áreas de piel seca con piedra pómez, pero no lo hagas con demasiado vigor. Si una callosidad se vuelve dolorosa o persiste, consulta a tu médico o a un pedicurista o podólogo certificado. El masaje puede ayudar a suavizar la piel.

Sabañones

Las hinchazones con comezón, delicadas, de color púrpura o rosado que se encuentran en las extremidades de los dedos de las manos y de los pies, las orejas y la nariz se conocen como sabañones. Se producen cuando los vasos sanguíneos superficiales tienen un espasmo al exponerse al frío. Tienden a aparecer en el invierno y afectan a personas con mala circulación. Los sabañones se presentan si la piel se enfría mucho y luego se calienta con demasiada rapidez con fuego, con un radiador o con una botella de agua caliente. Las mujeres tienen seis veces más probabilidades de tener sabañones que los hombres. Éstos pueden secarse, dejando grietas en la piel, que exponen los pies al riesgo de las infecciones. Mantén tus manos y pies tibios y secos, y trata de no rascar o frotar los sabañones. Hacer con regularidad ejercicios de movilidad para manos y pies, y darles masaje con una mezcla de aceites esenciales puros (ver el Capítulo 3) puede ayudar a impulsar la circulación en sabañones que no se han abierto. Si los sabañones se abren, consulta a tu médico o (si están en los pies) a un pedicurista o podólogo certificado, para que te aconsejen sobre las formas de ayudar a sanar los sabañones.

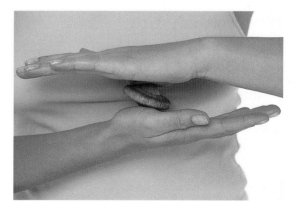

Callos

Son el problema más común de los pies, pero no son contagiosos, de modo que los pies pueden disfrutar los beneficios del masaje. Existen varios tipos de callos. Los callos duros son zonas de piel dura y amarillenta, que llegan a tener el tamaño de un guisante (chícharo) pequeño. Se originan por alguna fricción o presión excesiva. Por lo general se encuentran en la parte superior de los dedos de los pies o en la planta del pie. Los callos suaves son áreas pequeñas de piel blanca y elástica que sólo se encuentran entre los dedos de los pies donde la piel tiende a humedecerse. Su causa es una combinación de presión y sudor. Los callos semilla (seed corns) son puntitos blancos que por lo general no causan dolor. Tienden a relacionarse con la piel seca y se encuentran en áreas del pie que no sostienen peso, como el arco. Los callos pueden evitarse mediante una buena higiene y usando zapatos que queden bien y no causen fricción. Si los callos no son dolorosos, no los toques. De lo contrario, consulta a tu médico o a un pedicurista o podólogo certificado.

Calambres

Un calambre es un intenso dolor repentino causado por un espasmo muscular que se produce debido a una contracción prolongada en el tejido de un músculo. Puede ocurrir a causa del ejercicio, por movimientos repetitivos o por tener una postura incómoda durante mucho tiempo. Frotar y estirarse produce alivio. El masaje también ayuda a estimular la circulación y elimina productos dañinos como el ácido láctico que a menudo causa un dolor transitorio. Empieza con un presión ligera y hazla más firme gradualmente.

Diabetes

La diabetes puede producir varios efectos secundarios adversos, lo que incluye mala circulación y reducción de la sensibilidad en los pies, y en ocasiones en las manos. Las personas que tienen diabetes pueden estar menos conscientes de los cambios de temperatura, de superficies burdas y de daños en la piel. Como puede reducirse la sensación en los pies, las personas que tienen diabetes pueden no darse cuenta de que se los han lastimado, especialmente la planta. En una persona diabética, una apertura en la piel puede requerir más tiempo para sanar y la respuesta a las infecciones es deficiente, de modo que una lesión leve puede convertirse rápidamente en una herida seria. Si tienes diabetes, es esencial que mantengas una buena higiene en los pies, y que el médico te examine regularmente, al igual que un pedicurista o podólogo certificado, para evitar que surjan problemas. Revisa tus pies todos los días, usando un espejo si es necesario, para asegurarte de no tener orificios o áreas duras en los zapatos, los calcetines o las mallas.

El masaje puede ayudar a fomentar la buena circulación de manos y pies, pero es importante que antes que nada busques el consejo profesional. Al dar un masaje, toma en cuenta la temperatura de la habitación y la profundidad de tu tacto, ya que tal vez la persona a la que le estás dando el masaje no pueda decirte si siente frío o está incómoda. Los ejercicios de movilidad para manos y pies te van a ayudar; y sigue los consejos para aumentar la circulación que se dan en la página 114.

Pies planos

En ocasiones se describe a los pies planos diciendo que tienen el arco caído, lo que también describe esta condición. Los pies planos pueden afectar la postura y causar problemas en las rodillas y en la espalda. Se dan consejos conflictivos en cuanto a tratar o no tratar los pies planos pero existe un consenso creciente según el cual un ajuste a los pies, hecho por un especialista, puede reducir el riesgo de daños a las rodillas o a un dolor de espalda crónico. Pide consejo a un médico o a un pedicurista o podólogo certificado.

Ganglios

Son pequeñas protuberancias que no producen dolor, por lo general son del tamaño de un guisante (chícharo) pero pueden ser más grandes; su causa es la acumulación de fluidos en la envoltura que rodea al tendón. Los ganglios por lo común se encuentran cerca de las articulaciones de la muñeca y el tobillo. No son dañinos y si no se les toca, pueden desaparecer sin tratamiento. Si es necesario, pueden eliminarse quirúrgicamente. Consulta a tu médico. El masaje puede darse, pero trabaja alrededor del ganglio.

Padrastros

Los padrastros son tiras duras de piel que aparecen en la ranura de la uña separados de su placa principal. Normalmente se presentan cuando las cutículas se endurecen y se estiran, o debido a lesiones en la base de la uña. Los padrastros también se relacionan con morderse las uñas o con manicures mal hechos. Una uña astillada se ve mal, puede ser dolorosa y atorarse en la ropa; especialmente en las medias. La persona se siente tentada a mordérsela o a jalarla, pero puede lastimar la piel o abrirla, o a hacer que sangre alrededor de la uña. Para evitar los padrastros, date masaje con crema humectante en las cutículas y en las uñas todos los días. Establece un horario para un manicure semanal y así cuidar tus uñas.

Trata de limitar la cantidad de azúcar que tomas, pues un exceso de azúcar a menudo se relaciona con problemas de la piel. Si necesitas aumentar tu energía, come un plátano, un sándwich, una galleta o un tazón de cereal.

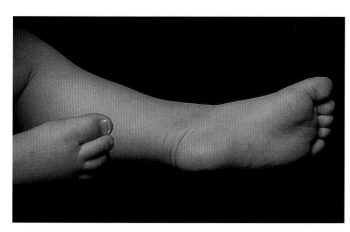

Uñas de los pies enterradas

Si una uña se entierra en la piel que la rodea y se queda ahí, se le llama uña enterrada. Esto se presenta con más frecuencia en el dedo gordo. Si tiene una orilla astillada puede penetrar en la carne y causar irritación, dolor e incluso infecciones. Una uña enterrada es sensible a cualquier presión. A menudo se presenta cuando las uñas se dejan demasiado cortas, especialmente a los lados. Sin embargo, pueden deberse a lesiones, a la presión de zapatos apretados o a demasiada transpiración. Los muchachos adolescentes están muy propensos a las uñas enterradas. Esta afección se evita manteniendo una buena higiene en los pies, cortando las uñas de los dedos de los pies en línea recta y usando zapatos que no aprieten. Si tienes una uña enterrada, no trates de resolver el problema tú misma, consulta a tu médico o a un pedicurista o podólogo certificado. No des masaje en el área si hay dolor o está infectada.

Morderse las uñas

Morderse las uñas, u onicofagia, para usar un término médico, es un hábito bastante común, especialmente entre los niños. En casos severos, las uñas pueden sangrar o verse mal. Es difícil vencer este hábito, pero el esfuerzo vale la pena. Una vez que dejas de morderte las uñas, vuelven a crecer normalmente. Una manera práctica de ayudar a vencer este hábito es cuidando de tus manos y tus uñas. Recibe masajes y manicures con regularidad para mejorar la condición de tus manos y tus uñas. Cuando veas lo bien que se ven, te animarás a dejar de mordértelas. Lleva contigo una lima de esmeril para que puedas limar las orillas irregulares de las uñas que podrías sentirte tentada a morder.

Infecciones en las uñas

Su causa más común son los hongos que causan el pie de atleta, aunque pueden ocurrir sin que haya pie de atleta. En algunos casos, sin embargo, el problema se debe a infecciones causadas por bacterias. La uña cambia de color, a menudo poniéndose blanquizca o amarilla, y la parte de abajo se vuelve quebradiza y se rompe. La buena higiene es esencial, pues la infección se puede pasar a las uñas de las manos. Las infecciones en las uñas pueden ser una condición persistente. Si la causa es un hongo, por lo general responde al mismo tratamiento que el pie de atleta. Pero una infección bacterial en las uñas requiere la atención de un especialista. Si el problema persiste, se vuelve doloroso o causa irritación, consulta a un médico o a un pedicurista o podólogo certificado. No apliques masaje hasta que la afección se corrija.

Osteoartritis

La osteoartritis, que a menudo recibe simplemente el nombre de "artritis", es común en personas de más de 60 años. También se le conoce como "desgaste" porque tiende a afectar a las articulaciones que se han usado más al paso de los años. El cartílago que cubre las articulaciones se erosiona y se rompe, y las terminaciones de los huesos pueden empezar a fundirse, lo que da como resultado entumecimiento, inflamación y dolor en las articulaciones. Las articulaciones afectadas por osteoartritis tienden

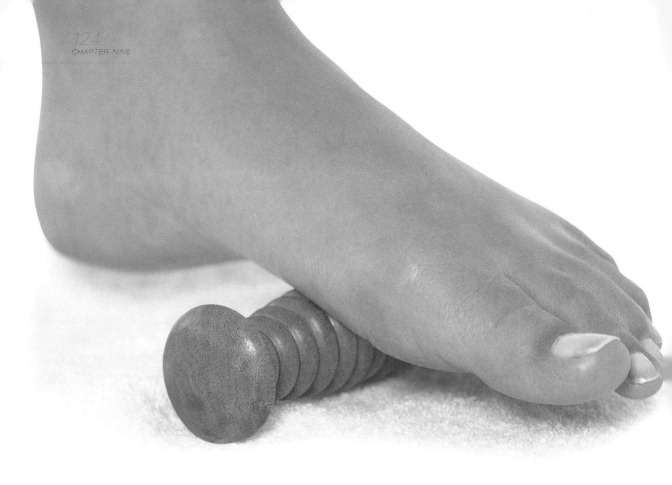

a verse hinchadas o deformes. El dedo gordo del pie resulta afectado a menudo, debido a la presión que se ejerce sobre esta articulación todos los días, de modo que es muy importante que los zapatos te queden bien. Tu médico o un pedicurista o podólogo certificado, a menudo te aconsejará cómo enfrentar la osteoartritis y evitar un mayor deterioro. Los ejercicios para movilidad de manos y pies son benéficos para ayudar a conservar el movimiento de las articulaciones, pero nunca debes forzarlo. El masaje puede ayudar a disminuir dolores y puede producir un incremento temporal de la movilidad; pero no des el masaje directamente sobre articulaciones con temperatura alta o inflamadas, ya que esto crea calor que puede agravar la condición.

Erupciones

Las erupciones son áreas de la piel que se han resecado, inflamado o cubierto de manchas. La eccema, la soriasis y la dermatitis son afecciones comunes de la piel que producen manchas rojas en las que se siente comezón. La piel puede cuartearse en climas invernales, fríos o secos. Los problemas de la piel que no son contagiosos por lo general se benefician con el masaje, pero asegúrate de que tu compañera de masaje haya consultado a un médico o a un dermatólogo. Evita el masaje si la enfermedad no se ha diagnosticado o si tienes dudas. Un masaje con un emoliente adecuado ayudará a humectar la piel, y a incrementar el flujo de sangre y linfa para eliminar productos dañinos y luchar contra la infección. Las erupciones no deben rascarse, ya que esto puede abrir la piel y propiciar la infección.

El mal de Raynaud

Esta es una afección en que el suministro de sangre a las extremidades, normalmente a los dedos de las manos y pies, se interrumpe debido a constricciones en pequeños vasos sanguíneos. Con mucha frecuencia ocurre como resultado de cambios extremos de temperatura (demasiado calor o demasiado frío) y por estrés. Hace que los dedos de manos y pies se pongan blancos e insensibles. Al calentarse, la sangre empieza a fluir de nuevo, se ponen azules y luego de color rojo brillante. Después de un ataque se siente que hormiguean y duelen y podría llevar hasta una hora para que regrese la sensación normal. Las mujeres tienen una probabilidad nueve veces mayor de padecer este mal que los hombres. El masaje de manos y pies aplicado con regularidad y los ejercicios de movilidad (ver las páginas 116-9) ayudan a aumentar la circulación en las extremidades y reducen el número de ataques. Toma precauciones sensatas en el invierno, deja de fumar y sigue las sugerencias para mejorar la circulación sanguínea que se dan en la página 114. Usa zapatos que te queden bien y evita hoyos en las medias o calcetines. Para mantener tus manos calientes, usa guantes de algodón debajo de los de lana.

Artritis reumatoide

La artritis reumatoide afecta a todas las articulaciones y músculos de las manos y pies, no a una articulación específica. Es una enfermedad progresiva que ocurre cuando el sistema inmune empieza a atacar a los tejidos del cuerpo en sí. La artritis reumatoide incluye una inflamación crónica del tejido que rodea a la articulación, y a menudo afecta a los dedos de manos y pies. Las articulaciones se inflaman y se endurecen, especialmente en la mañana. Un masaje suave de manos y pies en dirección al corazón mejora la circulación de la sangre y estimula el flujo de linfa para eliminar el exceso de productos residuales y fluidos del área. Nunca des masaje sobre una articulación de temperatura alta o inflamada, mantén tus movimientos de masaje sobre la articulación o debajo de ella. Los ejercicios de movilidad para manos y pies ayudan a movilizar las articulaciones. Usa zapatos que te queden bien estando hinchados tus pies y visita con regularidad a un pedicurista o podólogo certificado.

Sudor

Varios factores, incluyendo el estrés, pueden ser la causa de pies sudorosos y con mal olor. Esta condición no necesariamente indica una enfermedad, pero si se le permite continuar, ofrece el entorno ideal para una infección causada por hongos. Presta especial atención a la higiene de los pies, y camina descalza siempre que sea seguro y práctico. Usa sandalias abiertas en el área de los dedos durante el verano. Lava tus pies todos los días con agua tibia a la que debes agregar dos gotas de aceite de geranio, un desodorante natural. Sécalos bien y rocíalos con un talco contra hongos para mantener los pies secos y absorber el sudor. El masaje ayuda a calmar los nervios, pero evítalo si hay señales de infección debido a hongos. No uses el mismo par de zapatos todos los días y guárdalos en un área donde estén expuestos al aire fresco.

Verrugas en la planta del pie

La causa de las verrugas es un virus que entra al cuerpo por grietas en la piel. A estas verrugas se les llama "verrugas de la planta", pues ahí es donde se desarrollan. Estas verrugas varían en tamaño y pueden ser de sólo 12 milímetros. Se les puede confundir con los callos, pero por lo general éstos son más dolorosos cuando se les pincha. La piel afectada se vuelve burda y de forma irregular, con puntitos negros visibles. Son muy contagiosas y se desarrollan en condiciones de humedad. Para evitar contagiarte de estas verrugas, usa sandalias en áreas donde muchas personas se cambien de ropa y ten toallas separadas para cada miembro de la familia. Mantén las verrugas cubiertas para evitar que la infección se extienda, y no les des masaje ni las toques. La mayoría de estas verrugas se curan en uno o dos años sin tratamiento, pero busca el consejo de tu médico o de un pedicurista o podólogo certificado, si te causan incomodidad o dolor.

Verrugas

Sus causas son las mismas que las de las verrugas de la planta del pie. Por lo general tienen una superficie dura y se desarrollan en grupo, normalmente cerca de la cutícula. Las verrugas no son dañinas, pero son contagiosas, así que mantenlas cubiertas si estás en contacto con otras personas; y no les des masaje ni las toques. Las verrugas pueden persistir durante más o menos un año sin tratamiento, pero si te preocupan, consulta a tu médico.

Verifica tu dieta

Una dieta bien equilibrada, llena de nutrimentos esenciales, es vital para conservar la salud de la piel y de las uñas. Hasta una deshidratación leve hará que la piel se reseque, producirá manchas y uñas quebradizas. Perdemos aproximadamente tres litros de agua al día por el sudor, la respiración y la orina. Parte de esta agua se repone con los fluidos de los alimentos que comemos, pero no por completo. La cantidad de agua que se recomienda tomar es aproximadamente de ocho vasos al día, pero tal vez necesites tomar un poco más en climas cálidos, después de hacer ejercicio y en momentos de estrés o ansiedad, cuando se le exige más a tu cuerpo. Ten a la mano una botella de agua para que puedas tomar tragos durante el día. También trata de beber tés herbales. La manzanilla es muy relajante, se dice que la ortiga y el diente de león ayudan al crecimiento de las uñas y que el té de jengibre estimula la circulación de la sangre. Evita el exceso de alcohol pues deshidrata las uñas y la piel. Además, el alcohol actúa como diurético, así que pierdes más líquido del que ingieres. Una manera sencilla de verificar tus niveles de hidratación es el color de la orina. Debe ser transparente y de color pálido. La orina amarilla oscura es señal de que necesitas tomar más agua.

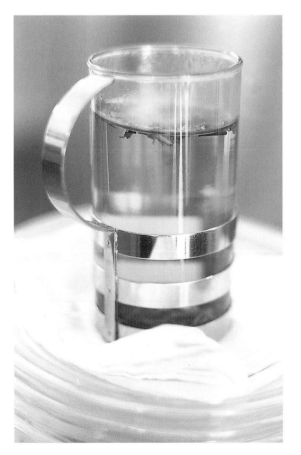

Nutrimentos esenciales

Debes tratar de comer al menos cinco porciones de fruta y vegetales al día, de preferencia orgánicos, para incrementar el consumo de fluidos y estar segura de que tu cuerpo está recibiendo suficientes vitaminas y minerales. La vitamina C es esencial para la salud, renovación y reparación de la piel; la mantiene firme y fuerte y ayuda a combatir las infecciones. La vitamina C se encuentra en el melón, la piña, el kiwi, las manzanas, los duraznos frescos o secos, los vegetales de hoja verde y las zanahorias. La vitamina A también es importante para tener piel y uñas saludables. La falta de vitamina A causa la acumulación de piel muerta que se manifiesta como piel dura, seca y quebradiza. La vitamina A se encuentra en las zanahorias, el berro, la col y los mangos.

El zinc es esencial para el crecimiento, reparación y renovación de las células. Este mineral es necesario para la formación de piel y uñas nuevas y saludables. La falta de zinc produce una piel y uñas quebradizas y sin brillo. Los alimentos ricos en zinc incluyen semillas integrales, nueces, semillas, carne magra y mariscos. Otro mineral importante es el hierro, que se encuentra en la carne magra roja, en vegetales de color verde oscuro, en frutas secas y en nueces. La falta de hierro causa piel pálida, uñas débiles y sensibilidad al frío.

Las membranas de las células están hechas de grasas esenciales. Su carencia causa una deshidratación rápida. Si tu piel y tus uñas están muy secas y quebradizas, aumenta tu consumo de grasas esenciales. Las buenas fuentes de estas grasas son el pescado, especialmente el salmón, la macarela y la sardina, las nueces y las semillas. Las grasas esenciales también se encuentran en los aceites no refinados y

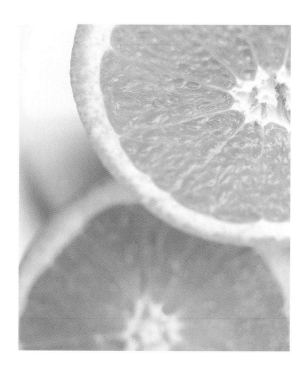

Cuando se respira bien, el movimiento viene del diafragma, no del pecho. El diafragma, una músculo en forma de cúpula que separa el pecho del abdomen, baja para permitir un mayor flujo de aire en la parte más profunda de los pulmones. Si estás consciente de que tiendes a respirar demasiado rápido o en forma superficial, sería conveniente practicar el control de la respiración. Este es un buen ejercicio para realizarlo, especialmente en momentos de estrés. Nota lo relajada que te vas a sentir después.

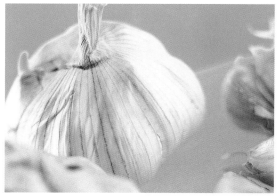

prensados en frío, como los aceites de girasol, de oliva, de ajonjolí, de nuez y de maíz, así que usa estos aceites para aderezar ensaladas. También usa ajo al cocinar, pues ayuda a fortalecer el sistema inmune y a combatir infecciones.

Respiración vital

Tu cuerpo depende del oxígeno para tener buena salud. El oxígeno proporciona la energía que necesitas para el funcionamiento apropiado de cada célula del cuerpo; desde la punta de los dedos de las manos hasta la punta de los dedos de los pies. Sin embargo, muchas personas respiran mal. La falla más común es la respiración rápida y superficial, lo que significa que los pulmones no se están usando a toda su capacidad. Si la respiración no es suficientemente profunda, el aire que se inhala no llega a la parte inferior de los pulmones donde circula la mayoría de la sangre. No sólo pierdes tu ración diaria de oxígeno, sino que además el dióxido de carbono no se elimina de manera eficiente.

Ejercicio de respiración

Dedícale unos minutos. Acuéstate cómodamente en el suelo. Respira profundamente por la nariz, y lleva tu respiración directamente hasta el abdomen. Aguanta la respiración unos momentos, luego permite que salga, lenta y suavemente. Imagina que estás liberando la tensión a medida que el aire sale de tu cuerpo. Repítelo varias veces. Para verificar si lo estás haciendo correctamente, coloca una mano en el pecho y otra en el abdomen. La mano que está en tu pecho debe permanecer casi inmóvil mientras que la que está en el abdomen debe subir y bajar a medida que respiras.

hecho

Una buena técnica de respiración también puede ayudar a que tu masaje sea más eficaz, ya que garantiza que tienes tu ración completa de oxígeno para incrementar tus niveles de energía y concentración.

Índice